SCORPIO

Angelika N. Reutter

WENN DIE WORTE FEHLEN

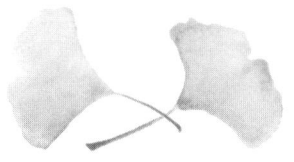

Von der Kraft
der Seelensprache

SCORPIO

Das Gedicht *Ziehende Landschaft* von Hilde Domin auf S. 109
wurde mit freundlicher Genehmigung abgedruckt aus:
Hilde Domin: *Gesammelte Gedichte.*
© S. Fischer Verlag GmbH, Frankfurt am Main 1987,
ISBN 978-3-10-01530-4.

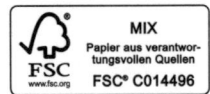

© 2017 Scorpio Verlag GmbH & Co. KG, München
Umschlaggestaltung: Favoritbuero, München
Umschlagabbildung: shutterstock
Layout und Satz: Danai Afrati & Robert Gigler, München
Druck und Bindung: GGP Media GmbH, Pößneck
ISBN 978-3-95803-094-7

www.scorpio-verlag.de

Inhalt

Einleitung 8

Wir sind die Sprache! 11
Beeinflussung durch Worte 13
Von den Wortverführungen 16
Haben Lügen wirklich kurze Beine? 18

Weshalb es die Seelensprache braucht 21
Die Intention der Seele 23

Die Seelensprache bringt es auf den Punkt 26
Heilende Seelenworte 28
Weil die Seele nicht verstummt ... 34

Das ABC der Seelensprache 37
Praktische Anregungen zur Entwicklung
der Seelensprache 38
Sieben grundlegende Übungen, um
die Seelensprache zu erlernen 43

Das ABC   46

Achtsamkeit   48
Akzeptanz   56

Begegnung   61
Berührung   64

Carpe diem   67

Demut   69

Ergebenheit   71

Freiwilligkeit   73

Freude   80

Gelassenheit   83

Heimat   86

Ideale   89

Ja zum Leben   95

Klang   99

Lieben lernen   105

Mut   110

Nähe   113

Obhut   117

Poesie   120
Pubertät   122

Quintessenz   127

Respekt   131

Schutz 135
Schweigen 139
Staunen 141

Trost 145

Und! 148

Vertrauen 152

Wahrhaftigkeit 156
Würde 161

Kein X für ein U vormachen 164

Von Yes, we can zu Yes, we do 167

Zeit 173
Zivilcourage 176

Finden Sie Ihre eigenen Seelenworte 179

Literatur zum Buch 181

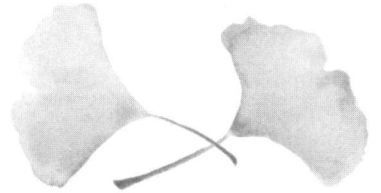

Einleitung

Die Worte der Seelensprache sind wie Musik, die uns im Innersten ansprechen – etwas klingt im Menschen an, das die Seele bewegt, bildet und heilt. Der »Ton macht die Musik«, dieser unverwechselbare Klang, der aus dem Herzen kommt und der die Seelensprache so einzigartig macht. In ihr drücken wir das aus, was wir sind, und nicht das, was wir haben. Wir schaffen ganz persönlich die atmosphärischen Bedingungen, in denen die Worte von A bis Z ihr Wesen entfalten. Wenn wir beginnen, dem Klang der Worte zu lauschen, und wir das empfinden, was sie sagen, dann entsteht ein wahrnehmbarer Raum zwischen den Menschen. In diesem Raum entfaltet sich menschliche Begegnung, selbst wenn die Worte fehlen.

Das Unsichtbare, das aus der Seele spricht und die Seele des Anderen erreicht, wird erlebbar. Wenn wir einen kranken Menschen begleiten oder am Bett eines sterbenden Menschen sitzen, dann spüren wir das Unaussprechliche, das uns in unserer Seele berührt und das wir nicht mehr vergessen werden. Doch manchmal möchten wir sicherstellen, dass die Worte, die wir selber als sehr wesentlich erachten, auch wirklich beim Gegenüber angekommen sind. Müssten wir deshalb Anwendungsmöglichkeiten schaffen, die uns vom Ärger, wieder einmal nicht gehört und verstanden worden zu sein, befreien? Oder Sicherheiten bieten, dass wir den geliebten Erkrankten erreicht haben, selbst dann, wenn er nicht mehr antworten kann?

Die Kraft der Seelensprache wächst darüber hinaus. Sie drückt die Intentionen des Herzens aus und spricht den ganzen Menschen – Körper, Seele und Geist – an. In diesem Sinne wirkt die wahrhaftige Seelensprache im Wesen des Menschen weiter. Diese Erkenntnis verhilft uns dazu, die innere Ruhe zu bewahren. Wir haben gesagt, was wir sagen wollten. Und wir stehen innerlich dazu, auch wenn der Andere nicht zuhört und verständnislos den Kopf schüttelt. Jetzt stellt sich die Frage, die wirklich eine Antwort verdient: »Was hat das mit mir zu tun? Wie fühlt sich das für mich an?« Jede bewusste Erkenntnis entwickelt das eigene Feingefühl und das Vertrauen in die unsichtbare Wirkung der Seelenkräfte. Zuerst bei uns selbst und dann auch beim Anderen, allerdings meist nicht so, wie wir es erwarten oder uns vorstellen. Die Energien, die Stimmungen wahrzunehmen, was in uns, im Raum und zwischen den Menschen geschieht, sind eine wunderbare innere Bestätigung: Ich bin in mir selbst zu Hause.

Auf der Suche nach der Seele in den Worten habe ich diejenigen berücksichtigt, die meiner Erfahrung nach eine tiefere Erkenntnis ermöglichen und die eine stärkende und tröstende Wirkung entfalten. Wenn Ihnen weitere Seelenworte begegnen, so freuen wir uns, wenn Sie diese in Ihr persönliches ABC der Seelensprache aufnehmen.

Anregungen und Impulse, wie Sie die Seelensprache in Ihrem Alltag oder in Ihrem beruflichen Leben vertiefen können, finden Sie auf Seite 38 mit Hinweisen für meditative Übungen und mit konkreten Beispielen.

Die Sprache ist das uns zur Verfügung stehende Instrument, um mit anderen Menschen in Verbindung zu treten. Durch Sprache geben wir den Dingen und Sachverhalten um uns herum einen Sinnzusammenhang, und mit den passenden Worten können wir uns darüber verständigen.

Jede menschliche Stimme hat ihren eigenen unverwechselbaren Klang, mit ihr hat der Mensch unendlich viele Spielmöglichkeiten, um den Buchstaben eine ganz persönliche Färbung zu verleihen.

Mit der Muttersprache beginnen wir, die Welt zu erkunden. Hören wir den Dialekt unserer Kindheit, steigen »wie von selbst« Bilder in uns auf, und wir verbinden heimatliche Gefühle mit dem vertrauten Klang. Durch das verstehende Wort, begleitet von einem wohlwollenden Blick, fühlen wir uns nicht nur verstanden, sondern in unserem innersten Wesen erkannt. In diesem »Sich-erkannt-Fühlen« verbirgt sich das Mysterium der Sprache, die von unserem Herzen erfüllt ist: die Seelensprache. Sie spricht auch dann, wenn die Worte ausbleiben, sei es in der Stille, die einen Raum durchlichtet, oder wenn ein geliebter Mensch erkrankt ist und nicht mehr zu sprechen vermag.

Die Seele ist eine wunderbare Brücke, die zum anderen Menschen hinführt. Sie tröstet durch ihre Strahlkraft und erlöst aus kalter Einsamkeit. Die Seelensprache bildet das Fundament für ein gesundes Ich-Bewusstsein.

Jeder Mensch ist im Kokon seiner Seele geborgen; durch sie ist er bereit, dem anderen in der Tiefe zu begegnen und das Schönste von sich selbst zu geben – auch am Ufer der Sprachlosigkeit!

Angelika U. Reutter

Wir sind die Sprache!

Wie geheimnisvoll wirkt doch der eigene Name. In ihm scheint die ganze Wirklichkeit verborgen von dem, was wir in unserem Wesen sind. »Ich rufe dich bei deinem Namen ...« – dieser biblische Ausspruch, Jesaja 43,1, ist seit jeher von tiefer geistiger Bedeutung erfüllt. Wird ein Kind mit seinem Namen gerufen, merkt es auf! Selbst wenn es sich in die letzte Bankreihe der Schulklasse verdrückt hat, in der Hoffnung, übersehen zu werden, weil es den Text nicht gelernt hat. So muss nur sein Vorname genannt werden, und die aneinandergereihten Buchstaben des Namens schlagen ein wie ein Blitz. Es gibt kein Entrinnen mehr: Ich bin aufgerufen! Das ist ein alltägliches Beispiel dafür, wie sehr diese Lautspielereien – die Sprache – mit unserem erwachenden Ich-Bewusstsein verbunden sind.

Die Sprache bildet und formt unser Bewusstsein, ein einmaliges Ich zu sein, das ein Du erkennen und als ein anderes wahrnehmen kann. Durch das erwachende Ich, das einen Namen trägt, werden wir zu einem Individuum, das als solches durch keine andere Person zu ersetzen ist. Die individualisierte Sichtweise des Menschen und ihre Wirkung in der Welt sind einzigartig. Sie drücken sich in unserem Sprachbewusstsein aus, das von der Wertschätzung uns selbst gegenüber und dem Respekt vor dem anderen Menschen geprägt ist.

Es ist tröstlich zu wissen, dass auch Menschen, die ihren sprachlichen Ausdruck durch eine Einschränkung von Geburt an oder durch Krankheit verloren haben, ihre Sprache in sich tragen und ein Ich-Bewusstsein entwickeln. Sie brauchen Menschen, die sie beim Namen rufen und mit ihnen die Schwingungsfrequenzen der Buchstaben und Worte erleben.

Wenn es gelingt, Sprache sinnlich zu empfinden, und sie das ausdrückt, was in der Seele geschieht, dann erreicht man den ganzen Menschen. Der künstlerische Ausdruck des Seelengeschehens wirkt heilend, sei es in der Malerei, in der Musik, in den darstellenden Künsten oder im Tanz.

Wie heilsam Musik, Gesang und Bewegung ganz besonders für Demenzerkrankte sein können, macht die Musiktherapeutin Antoinette Niggli in ihrem Kurs »Das Vergessen vergessen« deutlich. Dabei wählt jede Teilnehmerin und jeder Teilnehmer des Kurses eine Musik aus. *Allegro apassionata* (leidenschaftlich und bewegt) wird es in der Gruppe von 54- bis 85-Jährigen zum Beispiel mit der Arie aus Mozarts Zauberflöte: »Dies Bildnis ist bezaubernd schön« oder *Allegro giocoso* (heiter, bewegt) mit dem »Triumphmarsch« aus Aida. Eine Patientin, die in Italien ihre Wurzeln hat, strahlt übers ganze Gesicht und beginnt, sich im Rhythmus der Musik zu bewegen, während eine andere völlig unberührt bleibt. Beim Abspielen des Liedes »Guantanamera« erzählt sie spontan, dass sie Spanisch versteht, einen Freund aus Südamerika hatte, der Harfe spielen konnte, und dass das Lied von einer Frau aus Guantanamera handelt.

Die wesenhaften Zusammenhänge der Vokale und Konsonanten werden in der von Rudolf Steiner 1912 entwickelten Bewegungskunst Eurythmie zum Ausdruck gebracht: Das Unsichtbare wird sichtbar. Aus der Eurythmie entstand die Heileurythmie, die in der Heilpädagogik, in der Medizin, Psychosomatik, Psychiatrie wie auch in der Begleitung von erkrankten Menschen pädagogisch und therapeutisch angewendet wird.

Die Schwingungen, die den Organismus beleben und beseelen und in der Sprache und im Gesang erklingen, werden in Bewegungsformen gestaltet. Sie vermitteln die Botschaften der Seele, erreichen den anderen Menschen in seinem Wesen, stärken sein Ich-Bewusstsein und sprechen mit ihm auf der Seelenebene – auch ohne das gesprochene Wort: Ich bin da und du bist da! Und wir spüren es beide.

Der 14-jährige autistische Adrian sitzt meistens zusammengekauert und teilnahmslos in einer Ecke. Den Tag verbringt er im Tagesheim. Herrn S., seinen Begleiter, kennt er schon seit Jahren. Ihre Kommunikation besteht zur Zeit aus einem »Mau, Mau«, das der Junge in verschiedenen Tonlagen ausstößt. Wie differenziert die Moll- oder Dur-Lage seiner Befindlichkeit ist, braucht tatsächlich ein gutes »Musikgehör«. Herr S. hat es erlernt. Er nimmt die Stimmung im Raum auf, wenn er Adrian trifft. Das Besondere daran ist, dass es nicht darum geht, die Moll-Stimmung, in der sich der Junge befindet, in eine Dur-Stimmung der Leichtigkeit zu wandeln, sondern mit Adrian zu *sein*. Meist ergeben sich dann unerwartete Gebärden, die zum Beispiel durch die heileurhythmische Bewegung des geformten Lautes A – eine Öffnung zur Welt – in einer Umarmung, die immer von Adrian ausgeht, münden kann.

Beeinflussung durch Worte

So, wie der persönliche Name dem Menschen eine Identität gibt, geben wir den Dingen und Sachverhalten eine solche, wenn wir sie benennen – wir geben den Worten eine Daseinsberechtigung und damit eine Wirkung.

Die Beeinflussung durch Worte umgibt uns überall. Reden von charismatischen Persönlichkeiten bewegen die Gemüter und treiben die Menschen an: Wir stimmen ihnen begeistert zu oder lehnen sie vehement ab. Emotional tief bewegend sind die Reden großer Staatsmänner oder einzelne Aussprüche wie das »Yes, we can«, das der amerikanische Präsident Barack Obama ermutigend der ganzen Welt zurief. Oder aber auch das »Wir schaffen das« von Deutschlands Kanzlerin Angela Merkel. Solche Aussagen beflügeln und schaffen Vertrauen; sie appellieren an das Potenzial im Menschen und an die Fähigkeit, über sich selbst hinauszuwachsen. Es sind Impulse, die die Menschen aufhorchen lassen und ihnen Hoffnung schenken, dass es Möglichkeiten gibt, Krisen zu bewältigen.

Damit jedoch auf wohlklingende Worte nachhaltige Taten folgen, braucht es Reflektion und Erkenntnis aller Beteiligten. Häufig unbewusst, geradezu schlafwandlerisch, übernehmen wir Begrifflichkeiten aus der Presse oder den Nachrichten, ohne diese selber zu überprüfen und ihre Bedeutung wirklich zu verstehen. Mit unreflektiert übernommenem Vokabular diskutieren wir über Recht und Unrecht, richtig oder falsch, Ethik, Moral und Eigenverantwortung. Wir debattieren und streiten um deren Deutungshoheit mit den Mitteln der Sprache und geben Worthülsen eine ihnen nicht gebührende Macht.

Wer in seinem Umfeld das Sagen hat, bestimmt auch, was und wie etwas gesagt wird. Den Unterlegenen bleibt nur Rückzug oder Resignation. Das persönliche Eigenleben ihrer Sprache wird angepasster und gleichförmiger. Die feinen, persönlichen Antennen für die Einzigartigkeit und Vielfalt der Worte und ihre durchdachten, pointierten Inhalte stumpfen bis zur Gleichgültigkeit ab. Wer sich damit nicht abfinden will, dem bleibt die heimliche Rebellion – er schimpft mit markigen Worten, erhebt Schuldzuweisungen und stellt die Sieger an den Pranger.

Gelingt es, sich durch Reflexion der Falle der Polarisierung bewusst zu werden, kann man das Gesagte als Impuls und Denkanstoß aufnehmen, es auf seinen Wahrheitsgehalt überprüfen, sich eine eigene Meinung bilden und bewusst entscheiden, was man tun will.

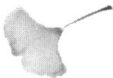

Der attraktive Endfünfziger, seit 27 Jahren verheiratet und ein angesehener Wissenschaftler, hat seinen Alltag gut durchstrukturiert und damit im Griff. Seine Argumente sind rational durchdacht und treffsicher. Das einzige Problem für den Wortgewandten ist, dass seine Frau die Strukturen in Frage stellt, ohne dies rational begründen zu können oder gar selber einen hilfreichen Vorschlag machen zu können. Ihr bleibt, weil sie sich unterlegen fühlt, in Sachen Struktur und Pragmatismus nur Rückzug und Resignation. Die Kommunikation des Paares ist seit Jahren am Nullpunkt angekommen: Für die Frau, die sich nur wenig zutraut, scheint es am klügsten zu sein, mehrheitlich zu schweigen, damit die Diskussionen nicht eskalieren und sich beide schachmatt zurückziehen. Sie begnügt sich mit angepassten Worten und gibt heimlich die Hoffnung auf, in ihrer Einzigartigkeit erkannt zu werden. Der rational Mächtige ist zwar davon überzeugt, dass er Recht hat und nur das Beste will, gibt aber ebenfalls die Hoffnung auf, dass es je zu einer »schlauen« Lösung kommen kann. Er wüsste zwar wie – nur, was tun, wenn der Andere nicht einsieht, dass er doch richtig liegt …

Die Unterlegene verliert ihrem Partner gegenüber ihre sonst so fantasievolle, sprudelnde Sprache. Die ärgerlichen Schuldzuweisungen bleiben unausgesprochen, die viel gepriesenen Strukturen ihres Mannes werden von ihr zwar bewundert, doch zugleich heimlich an den Pranger gestellt. Das Gefühl, ihm und damit auch dem Leben nicht gewachsen zu sein, bleibt als bitterer Nachgeschmack.

Eines Tages entdeckt die sich bis dahin unterlegen Fühlende die andere, bisher unerkannte Seite ihrer Persönlichkeit: die Gefühlsstärke, die sie in einer farbigen, lebendigen Sprache zum Ausdruck bringen kann, sofern sie sich nicht einschüchtern lässt. Ermutigt durch ihre Erkenntnis, beginnt sie zu reflektieren, und der diffuse Nebel sinnloser Wortgefechte lüftet sich: Sie erkennt ihre eigene Kraft, ohne sich von der Macht und Wortgewalt ihres Mannes mehr beeindrucken zu lassen. Sie bildet sich ihre eigene Meinung, die vom Herzen kommt, und sie entscheidet bewusst: Ich fühle, was ich sage, und lerne zu wählen, was ich wirklich will.

Von den Wortverführungen

Unentwegt prasseln Kaskaden von Worten auf uns ein – im Büro, in den Warenhäusern, auf der Straße, auf den Bahnhöfen, im Radio, im Fernsehen. Die Sprache – auf Codes und Zeichen verkürzt – ist atemlos geworden, und diese »Buchstabengespenster« verfolgen uns auf Schritt und Tritt. Interessanterweise sprechen Medienwissenschaftler gleichzeitig vom Zeitalter des Autismus, eine Aussage, die sich auf die Nicht-Kommunikation der virtuellen Vernetzung bezieht, und zwar in dem Maße, dass persönliche Gespräche unter den Tisch fallen.

Häufig benutzen wir auch die kuriosesten Ausdrücke und Bilder, die zum Teil das Gegenteil von dem meinen, was sie ausdrücken. Ein Beispiel dafür ist das Modewort »cool« für »entflammt und begeistert sein«.

Die Assoziationen, die der Zeitgeist in die Worte hineinfärbt, führen außerdem dazu, dass der Wortsinn und dessen Wirkung einen gedanklichen und gefühlsmäßigen Wirrwarr hinterlassen.

Wir erliegen täglich aufs Neue den Wortverführungen, die uns materiell erstrebenswerte Ziele suggerieren. Gerne zeigen wir das, was wir haben, was wir besitzen, doch keineswegs, wer wir wirklich sind. Die Erfüllung materiell orientierter Sehnsüchte bestimmt unbewusst immer fordernder, fast zwanghaft unser Leben. Wir riefen die Geister und werden sie nur schwer wieder los. Dabei trägt jeder Mensch eine völlig andere, natürliche und stille Sehnsucht in sich: nämlich die, gehört, gesehen und verstanden zu werden. Wird diese Sehnsucht negiert oder gar mit Füßen getreten, begeben wir uns innerlich auf die Flucht. Wut und Schmerz sind unerträglich geworden, und wir sehen unbewusst keinen anderen Ausweg mehr.

Und hier kommt der Sprache und dem eigenen Sprachbewusstsein eine große Bedeutung zu. Denn Sprache beinhaltet nicht nur Worte, um sachlich zu kommunizieren, sondern sie dient auch unserem Selbstverständnis und unserem Schutz. Mit gezielten Worten weisen wir andere in ihre Schranken, wenn sie uns zu nahe treten. Wir parieren mit klugen Formulierungen haltlose Anschuldigungen und festigen unser Selbstverständnis, indem wir unser Denken, Fühlen und Handeln mit klaren Worten ausdrücken. Doch die größten Verletzungen und Missverständnisse entstehen in der Regel nicht aus den Worten selbst oder der mangelnden Ausdrucksfähigkeit des Sprechenden, sondern aus dem innerlichen Abwesendsein des Angesprochenen.

Unsere Haltung der Sprache gegenüber, wie sehr wir sie wertschätzen oder verstümmeln, ist gleichzusetzen mit dem Respekt, den wir uns selbst und dem Anderen entgegenbringen. Dabei ist die Sprache ein mächtiges Instrument. Sie suggeriert Kompetenz und schürt gleichzeitig verwirrende Emotionen. Hierin liegt die Tücke der »Wortgewaltigen«: gegen Flüchtlingsströme müssen Dämme und Mauern gebaut werden, oder Finanzhilfen für Krisenstaaten brauchen »Rettungsschirme«, als wären Staaten in ein Flugzeugunglück geraten und könnten damit sicher zur Erde schweben.

Der islamische Historiker Tamim Ansary spricht sogar davon, dass die wahre Macht des IS nicht Bomben und Gewehre seien, sondern die geniale Art und Weise, wie die Organisation ihr Weltbild formuliert und zu Waffen schmiedet: für die apokalyptische Auseinandersetzung zwischen dem Islam als Weltmacht und dem Westen.

Dem Missbrauch der Worte auf die Schliche zu kommen, ist in einer wortgewaltigen Zeit nicht nur Aufgabe der Medien und der Öffentlichkeit, sondern eine ganz persönliche Herausforderung, sei es im Beruf, in der Familie oder in der eigenen spirituellen Entwicklung. Die meisten Worte, die je formuliert worden sind – so die Sprachwissenschaft – dienen der Gottesverehrung in den verschiedenen religiösen Strömungen. Die sakralen Worte benutzen wir weiterhin, doch sie haben häufig an Glaubwürdigkeit und Tiefe verloren – sei es durch die Kriege, die im Namen Gottes geführt wurden, oder auch durch kirchliche Würdenträger, die ihre Macht seelisch und physisch missbrauchen.

»Falsche« Worte schaffen ein falsches Weltbild. Damit die Worte der Gottesverehrung ihre ursprüngliche, heilende Kraft zurückgewinnen, braucht es Menschen, die die Inhalte der Worte überzeugend und zeitgemäß vorleben. Und zum Glück – das Vertrauen in das Göttliche ist nicht mehr von einer Obrigkeit abhängig, sondern jeder Mensch kann individuell den Zugang zu seiner Spiritualität finden und die Worte der Andacht und der Liebe wählen, die ihn erfüllen.

Haben Lügen wirklich kurze Beine?

Hand aufs Herz – diese Wendung kann eine Frage oder eine Antwort sein: »Sagst du die Wahrheit?« Oder der Sprechende beteuert mit dieser Geste: »Das, was ich sage, stimmt und kommt von Herzen. Der Wahrheitsgehalt der Worte liegt auf der Hand.« Im persönlichen Gespräch mag das beruhigen, besonders, weil wir gelernt haben: »Lügen haben kurze Beine …«

Wenn ein Kind das Schulheft mit ungenügenden Noten unter dem Bett versteckt und den Eltern mit großen Augen versichert, dass keine Prüfungen stattgefunden haben, dann wird die Wahrheit ans Tageslicht kommen. Spätestens dann, wenn die Lehrerin anruft und der Schüler kleinlaut eingesteht: »Ich habe jeden Abend gebetet, dass der liebe Gott die Hefte verschwinden lässt.«

Wenn ein Mensch den anderen belügt, dann handelt es sich um eine persönliche Angelegenheit, die sich nur auf der persönlichen Ebene wieder in Ordnung bringen lässt. Doch wie steht es mit den großen Lügen? Es gibt eine Anekdote von Konrad Adenauer, der einem ausländischen Journalisten zu später Stunde ein Interview gab: »Ich gebe es Ihnen fünfzehn Minuten – gelogen –, dann verdienen Sie noch was am Dementi!«

Wie subtil schleichen sich Unwahrheiten ein, zwischen denen, die sie aussprechen – seien es Politiker, Finanzchefs oder andere, die im Blickpunkt der Öffentlichkeit stehen –, und denen, die sie für ein Millionenpublikum aufschreiben, dokumentieren und interpretieren. Oder: Wie oft werden pointierte Worte aus dem Kontext gerissen und dienen damit der Lüge.

Worte geben sich der Lüge genauso selbstverständlich hin wie der Wahrheit. Deshalb braucht die Sprache das wache Bewusstsein jedes Einzelnen, der Verantwortung für das übernimmt, was er sagt und weitergibt. Denn wie sollten wir uns sonst gegen Lügen wappnen? Und ist einmal sogar die Wahrheit erkannt und formuliert, kann sie in die Hände derjenigen geraten, die ein wirtschaftliches oder politisches Interesse daran haben, sie zu verschweigen oder sie so zu frisieren, dass sie auf der Strecke bleibt.

Natürlich reicht es im Angesicht der Lüge nicht aus, die Wahrheit auszusprechen. Sie kann sogar diejenigen, die in einem totalitären Regime es wagen, sie einzufordern, unter Umständen das Leben kosten, wie zum Beispiel dem jungen Dichter Ashraf Fayadhs, der in Saudi-Arabien 2015 mit 47 anderen zum Tode verurteilt wurde. Die einzige Begründung: »Wir sind im Recht und du bist tot.«

Die Schriftstellerin Priya Basil, die in Kenia und Großbritannien aufwuchs, plädiert angesichts dieser Tatsachen dafür, dass »die Sprache der Politik nur dann glaubwürdig sein kann, wenn sie sich an die Grammatik der Menschenrechte hält«. Als Mitbegründerin der Organisation »Authors for Peace« sagt sie: »Ich wollte mich in einem politischen Raum bewegen, wo Worte auf andere Weise benutzt werden können, auf eine Weise, die eher dem literarischen Gebrauch entspricht – nämlich mit der Kraft der Imagination.«

Es gibt viele ermutigende Hinweise von Menschen, die sich der Kraft der Worte bewusst sind und sich ihrem Wahrheitsgehalt verpflichtet fühlen. Sie und ihre unbeugsamen, mitfühlenden Worte sind Orientierungspunkte, die zwischen zerstörerischer Macht, Verwirrung und Lüge aufleuchten und der Menschenwürde und den Menschenrechten eine Stimme geben. Dies beinhaltet, dass wir objektiver, ohne unsere persönlichen Interessen in den Vordergrund zu stellen, hinschauen. Die demütige und furchtlose Erkenntnis von dem, was geschieht, reinigt die Sprache mit einem klaren »Ja« und einem »Nein« von hoher Qualität.

Weshalb es die Seelensprache braucht

Für das Verständnis der Seelensprache braucht es ein offenes Herz, als trage man die Sonne im Herzen. In der Antike und in den keltischen Mythologien wurde die Sonne als feuriges Sonnenrad mit einem göttlichen Wagenlenker gesehen. Im Christentum werden die Sonnenkräfte mit Christus verbunden, so dass »Es werde Licht« als Hoffnung verstanden wird. Buddha heißt übersetzt der Erleuchtete, der Erwachte – ein Licht, das leuchtet und den Menschen Erleuchtung gewährt. Die Kraft des geistigen Lichts, sei es als Metapher oder als das Göttliche selbst, ist in allen spirituellen Strömungen bis heute unbestritten.

Vom technischen, naturwissenschaftlichen und intellektuellen Standpunkt aus betrachtet, scheinen die Seele und damit auch ihre Sprache unsinnig. Man kann sich sogar über die Existenz oder Nichtexistenz der Seele streiten, weil sie kein festzumachendes Organ im menschlichen Organismus darstellt. Doch die Seele ist spürbar und ihre warmherzigen Worte sind erlebbar. In der Seele sind die kostbaren Worte verborgen, mit denen wir das Innerste eines Menschen berühren und die wir in den intensivsten Momenten des Lebens für uns selbst und für den Andern dringend benötigen.

Die Seelensprache ist wie ein Sprungbrett, um die Schönheit der am Himmel vorbeiziehenden Wolken besser und näher wahrzunehmen. Die spielerische Wandlungskraft der Wolken-skulpturen ist eine Metapher für die neuen, frischen und überraschenden Sprachschöpfungen der Seele. Gedanken, Ge-fühle, Intentionen und Ereignisse in eigene, herzerwärmende Worte zu kleiden, stellt eine Verbindung zwischen den Men-schen her: Worte, die trösten, die Freude auslösen oder zum Nachdenken einladen. Dazu gehört auch das beredte Schwei-gen, aus dem sich etwas Geheimnisvolles offenbaren kann. Wie an einem grauen Novembertag in den Bergen, als ich mit mei-nem sechsjährigen Enkel lange aus dem Fenster schaue. Ein Nebelschleier hängt in den gegenüberliegenden Bergen, deren Spitzen bereits mit Schnee bedeckt sind. »Grosi, weißt du, war-um der Nebel so nahe auf die Erde kommt?« – »Nein, weißt du es?« – »Im Nebel wohnen die Engel, und es gibt Tage, an denen die Engel ganz nahe zur Erde kommen müssen, so wie heute!«

In der Stille, die sich zwischen Menschen wohlig ausbreitet, kann die Seelensprache landen. Ihr einzigartiger Klang ist wie Musik, die verbindet und vieles zurechtrücken kann, was durch ein Zuviel des Redens zu einem Durcheinander geführt hat.

Die Seelensprache von Herz zu Herz überschreitet Sprach-grenzen und entzieht sich der Begrenztheit einer erlernten Sprache. Sie ermöglicht ein Sprachverständnis, das auf die eige-ne innere Stimme lauscht, um mit wachem Interesse die Schwin-gungen des Gegenübers wahrzunehmen: Dieses seelisch-geisti-ge Potenzial, das in jedem Menschen angelegt ist, will entdeckt werden.

Schon Blaise Pascal (1623–1662) begründete die »Logik des Herzens«, die das Herz als Mitte des Menschen sieht: Im Herz wird man von Gott berührt. Erst mit offenem Herzen empfin-den wir den Reichtum und die Schönheit der unterschiedlichen Persönlichkeiten und lernen, diese Vielfalt zu erkennen und wertzuschätzen. Dann erfühlen wir das hinter der Sprache Lie-gende, das Geheimnisvolle, das Universelle, das alle Menschen in der Seele verbindet. Die Seelensprache führt den Menschen an die Schwelle, an der die göttliche und menschliche Gegenwart unaufhörlich ineinanderfließen. Sie lädt ein, den Schritt ins Unbekannte, in das, was noch im Dunkeln liegt, zu wagen und darüber weiter zu »sinnieren«.

Die Intention der Seele

Die Seele hat einen unwiderstehlichen Drang, gehört, gesehen und verstanden zu werden. Es ist ein Sehnen, das oft nicht sagen kann, was es sich wirklich wünscht, und deshalb zu einer *Sehnsucht* wird, über die unablässig geredet werden muss. Dieses in Worten überlaufende Sehnen kann nicht verstanden werden, solange Verständnis bedeutet, auf das verständige Wort angewiesen zu sein. Es braucht das fühlende Hinhören, bei dem die Seele schwingt. Es braucht eine neue Sichtweise, um die Sehnsucht so zu verstehen, wie sie ursprünglich gemeint ist – eine Lebenskraft, die das Streben nach individueller Spiritualität beinhaltet. Das bedeutet konkret, nach dem zu suchen, was als nächster Entwicklungsschritt vom Leben »verlangt« wird.

Wir begreifen, dass unerfüllte Sehnsüchte nichts mit der Vertreibung aus dem Garten Eden oder mit Bestrafung zu tun haben, sondern mit dem Erwerb jener weisheitsvollen Sehnsuchtskraft, die schicksalhafte Zusammenhänge erkennen und in Worte fassen will, die einen tieferen Sinn ergeben. Die Fragen nach dem »Warum« werden leiser, je klarer sich ein »Wozu« herauskristallisiert, das Raum gibt für Erkenntnis und Zuversicht.

Die individuelle Entwicklung des ganzen Menschen bereitet sich in der Innenwelt der Persönlichkeit vor: in der Fantasie, in Träumen, in der Kunst und in den Herzen der Menschen. Diese offenbart sich in den Meisterleistungen der Seelensprache, der Lyrik, der Poesie – der Literatur. Häufig werden gerade die Meister der Worte verfolgt, um ihre Sprachkraft zu brechen, um das Fenster, das sie uns zum Verständnis der Welt öffnen, wieder zu schließen. Diejenigen, die der Aussage eines Lenin widersprechen: »Die Wahrheit ist ein kleines, bürgerliches Vorurteil«, erheben ihre Stimme auch dann, wenn sie auf Zustimmung und Unterstützung der Machthaber ihres Regimes verzichten müssen. Sie geben uns die Gewissheit, dass die positive, erbauende Kraft der künstlerischen Seelensprache nicht kaputtgeht, auch wenn wir sie mundtot machen oder ihren Sinngehalt rauben wollen.

Ein Beispiel ist Can Dündar, der ehemalige Chefredakteur der regierungskritischen Istanbuler Zeitung *Cumhuriyet*, der im Dezember 2016 mit dem Alternativen Nobelpreis ausgezeichnet wurde. Trotz Zensur, Gefängnis und Mordandrohungen kämpft er mit Leib und Seele für die Meinungsfreiheit in der Türkei. Und dies im wahrsten Sinne des Wortes. Er wurde zwar aus dem Gefängnis entlassen und konnte nach Berlin ausreisen, doch heimkehren kann er nicht. Seiner Frau wurden die Papiere abgenommen: »Sie behalten sie als Geisel«, so Dündar. Und: »Ich werde nicht aufgeben, meine Stimme zu erheben.« Genauso wie seine mehr als hundert Kollegen, die im Gefängnis festgehalten werden.

Es sind einzelne Menschen, denen es gelingt, die Seelensprache in der Politik, in der Wirtschaft, im Gemeinwesen und in sozialen und helfenden Berufen aufrecht zu erhalten. Sie erkennen die kollektive Angst, die durch Worte geschürt wird und die wie eine Grippeepidemie die Menschen unbewusst lähmen kann. Der um sich greifenden Angst Einhalt zu gebieten und ihr liebevoll und unerschrocken zu begegnen, ist eine der stärksten Intentionen der Seele und ihrer Sprache. Dies erfahren wir auch im täglichen Leben in der Familie, im Beruf und ganz besonders dann, wenn man selbst oder ein geliebter Mensch erkrankt, wenn man sich hilflos fühlt und die Angst das Vertrauen in den Sinn des Lebens lähmt.

Was tun, wenn man das zu tragen hat, was man nicht will? Gut gemeinte Ratschläge hört man wohl, doch wie soll man um Himmelswillen all das umsetzen, was gut, vernünftig und sinnvoll wäre, wenn es nicht passt, ja, sogar weh tut, weil man sich nicht getraut, sich zu wehren. Wie denn auch?

Die stärkste Kraft der Seelensprache ist die Herzenswärme. Sie trägt und umhüllt die Angst und die Hilflosigkeit wie ein liebevoller Kokon, der Geborgenheit gibt. Hat man diese innere Wärme der Akzeptanz – dass man lernt, das anzunehmen, was ist – einmal erfahren, dann erlebt man eine innige Verbundenheit in sich selbst und mit dem anderen Menschen, ohne viel Worte darüber zu verlieren. Das, was in der Seele latent in Schwingung ist, wird gelebt.

Bereits vor 500 Jahren haben zwei Persönlichkeiten die Welt aus den Angeln gehoben: Martin Luther, der Reformator, und Johannes Gutenberg, der den Buchdruck erfand und der die nach ihm benannte Bibel erstmals um 1455 in lateinischer Sprache in seiner Druckerei herstellte. Die Heilige Schrift, deren Studium bis dahin den Gelehrten vorbehalten war, wurde von Luther aus dem Griechischen in die deutsche Sprache übersetzt. Die Veröffentlichung und Verbreitung der Bibel war eine Sensation, die Anfeindungen blieben jedoch nicht aus. »Die gute Nachricht« ist bis heute das erfolgreichste Buch der Welt.

Die Seelensprache bringt es auf den Punkt

Wenn sich diffuse Gedanken klären, spüren wir Erleichterung: Punkt! Das sich dazugesellende Gefühl ist vergleichbar mit der Zufriedenheit, wenn man nach einer längeren Wanderung auf der Lichtung ankommt, der Blick in die Weite schweift und man die Kraft des Ortes, den *genius loci*, mit allen Sinnen wahrnimmt. Eine angenehme, entspannende Wärme durchflutet den Körper.

Die Alltagsereignisse, die tausend Dinge, die zu erledigen sind – man sollte, man müsste –, nichts darf vergessen werden: Alles im Außen will bedient werden. Es sind unsichtbare Stimmen, die ermahnen und zur Pflicht rufen. Die Seele saugt die Eindrücke der Außenwelt und ihre atmosphärischen Bedingungen mit allen Sinnen auf. Und dies tut sie, indem sie das auf sie Einwirkende in die Mitte der eigenen Innenwelt bringt. Vieles bleibt im Unbewussten über kurz oder lang, wie in einer Tiefgarage, geparkt. Gelingt es jedoch, nicht mehr vor den Emotionen zu flüchten, fühlt sich die Seele angesprochen. Sie atmet auf, und statt sich vernachlässigt zu fühlen wie ein Kind, das nicht gesehen wird, öffnet sie sich, um mit uns zu kooperieren. Plötzlich fühlt man sich konzentrierter und fähig, sich innerlich »einzusammeln«. Das gedankliche Durcheinander und das Chaos der Gefühle werden wie auf einen Punkt, auf das Zentrum der Mitte zusammengezogen: Man bringt es auf den Punkt!

Die Erkenntnis leuchtet in der Seele auf, dass bestimmte Überzeugungen überflüssig geworden sind. Mag dieser alchemistische Prozess des »Umschmelzens« auch im Moment als ein schmerzvoller Nullpunkt empfunden werden – Selbsterkenntnis ist meist harte Arbeit –, wird sich danach dennoch eine tiefere Freude einstellen, weil die gewonnenen Erkenntnisse ehrlich und weiterführend sind.

Die Seelensprache bringt das, was sich in der Außenwelt zu verzetteln droht oder sich in einem ermüdenden Gedankenkreisen erschöpft, in die Mitte der eigenen Innenwelt, in das Herz. Mit ihrem persönlichen Klang erreicht sie das Innerste des Menschen. Seelenworte entziehen sich der Hektik und vermitteln Geborgenheit. Die eigene Ungeduld geht in die Ferien, und das Rad der Zeit beginnt, sich langsamer zu drehen.

Zur Seelensprache gehören Berührungen und Gebärden in dem Sinne, wie es Christian Morgenstern sagt: »Der Körper ist der Übersetzer der Seele ins Sichtbare!« Zu ihr gehört das Schweigen, die erfüllte Stille, die innere Räume weitet und durchlichtet. Dies bedeutet, Momente der Begeisterung und der Freude wahrzunehmen, und es bedeutet auch, Momente der Geborgenheit sowie eine sanfte, feinsinnige Atmosphäre zu schaffen; die Schönheiten der Natur zu verbalisieren und miteinander zu erleben und zu genießen. Erkrankte Menschen fühlen unsere Fürsorge auch dann, wenn wir still an ihrem Bett sitzen und ihre Hand zart berühren.

Die Seelensprache ist eine emphatische Sprache, die sich liebevoll, akzeptierend, verständnisvoll, begleitend, umhüllend ausdrückt. Eine der Schwierigkeiten ist, dass übermäßige Empathie zu einem Helfersyndrom führen kann, bei dem man sich völlig verausgabt. Wird diese Empathie, die Liebe zum Menschen, die in der Seelensprache schwingt, jedoch erkenntnismäßig erfasst, kann man als Angehöriger oder Pflegender bei sich bleiben. Dann wird es möglich, die Biografie des Erkrankten immer besser zu verstehen und ihn auf seinem Schicksalsweg respektvoll zu begleiten.

Die Kraft der Seelensprache stützt sich auf die Geschichten, die das Leben selber schreibt. Sie ist ein Erkenntnisinstrument für die eigene Wahrnehmung der Welt, für die Freuden und das Leiden an und in ihr. Sich der eigenen Seelenwelt zuzuwenden und in das Erleben eines anderen Menschen durch ein Gespräch oder eine geschriebene Geschichte einzutauchen, setzt nicht nur auf das allgemein Gültige, sondern auf das Einzigartige, auf das Individuelle. Ein stimmiges Wort, gesprochen oder geschrieben, lässt eine innere Stimmung entstehen, die im Nu das Glück der Sprache vermittelt.

Heilende Seelenworte

Wie flach können Worte sein! Obwohl tauglich für den Alltagsgebrauch, können sie geradezu schmerzlich für Menschen werden, die sich den früher oftmals so Wortgewaltigen in ihrer persönlichen Umgebung plötzlich unterlegen fühlen. Häufig sind sie dem Wortschwall eines eloquenten Redners nicht gewachsen und verlieren den Mut, ihre »eigene Stimme« zu erheben. Der Selbstwert bröckelt wie Sandstein, den man zwischen den Fingern zerreibt, und die Seele bleibt ohne Resonanz.

Wie mag erst einem erkrankten Menschen zumute sein, wenn es immer schwieriger wird, die richtigen Worte zu finden, um das auszudrücken, was man in der Seele fühlt? Wenn die Worte wie durch ein Sieb fallen und unauffindbar bleiben. Antworten können nicht mehr eingefordert werden, und die fragile Seele sucht verzweifelt nach Resonanz. Dies betrifft ganz besonders ein Krankheitsbild, das unsere Gesellschaft aus der Bahn wirft: Alzheimer-Demenz. Die »Noch-Grenzen« der Medizin sind Tatsache, es stellen sich Fragen über Fragen, wie dieser Krankheit beizukommen ist und wie wir als Einzelne und als Gesellschaft mit dieser »unberechenbaren« Krankheit umgehen können und wollen.

»Am meisten ärgert mich, dass ich das Einfache nicht mehr kann«, sagt ein Banker, der in seinem Beruf nicht nur glücklich, sondern überglücklich war. Er führte die Abteilung einer Großbank nicht hierarchisch, sondern er war für seine Kollegen ein Mensch, auf den man sich verlassen konnte, und kein Rivale. »Mit fünfzig ist der große Check-up fällig«, meinte sein Bruder. »Kein Problem«, dachte der Mann in der Blüte seines Lebens, der nie zuvor bei einem Arzt gewesen war. Er bekam ein Medikament gegen zu hohen Blutdruck. Nach einigen Monaten musste er feststellen: »Ich vergesse alles.«

In dieser Situation ist vor allem seelische Kompetenz gefragt. Sie setzt Selbsterkenntnis voraus und eine innere spirituelle Entwicklung des Menschen: die Stille mit einem Menschen auszuhalten, ohne sich ausklinken zu müssen; auf die wahren Worte zu warten, die von Herzen kommen, statt emotional zu plappern, um das Unbehagen zu überspielen; das tiefe Annehmen eines Schicksals, das im Moment unbegreiflich erscheint.

Die Herrschaft über Natur und Welt, an der Wissenschaft, Technik, Politik und Ökonomie mit großem Erfolg arbeiten, hat ihr Versprechen, dem Menschen ein gutes, erfüllendes Leben zu ermöglichen, nicht eingelöst. Die Enttäuschung soll mit materiellem Wachstum wettgemacht werden, was nur oberflächlich gelingt und sich spätestens dann zeigt, wenn die Demenz in das Leben einbricht. Neben der medizinischen und leiblichen Versorgung, die weitgehend erfüllt wird, geht es besonders bei dieser Erkrankung um innere Werte, die neu formuliert und begriffen werden müssen. So unterschiedlich Wertvorstellungen auch sein mögen und zu respektieren sind: Die Menschlichkeit des Herzens ist nicht verhandelbar. Es kommt darauf an, wie Sie etwas sagen, das heißt, aus welcher Quelle sprechen Sie? Hören

Sie auf Ihr Herz! Das Herz fragt nicht zuerst: »Was fehlt Ihnen?«, sondern vielmehr: »Was braucht es jetzt, um das zu tun, was angebracht ist?«

Die erkrankten Menschen, die ihr gedankliches Ich-Bewusstsein im »Durcheinandertal« verlieren, brauchen Menschen, die sie in ihrem Wesen, dort, wo sie jetzt sind, erreichen. Dafür sind die atmosphärischen Bedingungen notwendig, in denen sich der erkrankte Mensch verstanden und getröstet fühlt. Die Seelensprache ermöglicht Begegnung und Resonanz – sei es in Worten, Berührungen oder im Schweigen.

In den Mythologien, Legenden und vor allen Dingen in den Volksmärchen kommen die Ängste, Sorgen und Nöte der Menschen zur Sprache. Die uralten Geschichten erzählen in eindrücklichen Wortbildern vom Leben selbst – von den geheimnisvollen Entwicklungsprozessen, die das Schicksal für jeden Menschen bereit hält. Ihre größte, unmittelbare Kraft ist ihre heilende Wirkung. Durch die Resonanz, die die Seele erfährt, geschieht Heilung, nicht unbedingt im Sichtbaren und Fassbaren, wenn man das heutige Krankheitsbild Demenz vor Augen hat. Heilwerden im Sinne einer seelisch-geistigen Ganzheit ist ein geheimnisvoller Prozess, der die praktischen Ebenen des Alltags und die übersinnlichen, geistigen Dimensionen umfasst. Für das Streben nach innerer Ganzheit braucht es nicht unbedingt einen breiten Rücken, der Missliches abfedert und erträgt, sondern ein feines, differenziertes Erkennen und Verstehen von seelisch-geistigen Entwicklungsprozessen.

Das kostbarste Zwiegespräch, durch das sich die menschliche Seele in der Tiefe berührt fühlt, ist wohl das Gebet, die Kontemplation, die dem Menschen einen spirituellen Raum offenbart.

Im Zusammenhang mit einer lebendigen Seelensprache ist es bedeutsam, sich der häufigsten Krankheitsbilder unserer Zeit bewusst zu werden und der Frage nachzugehen, in welcher Art und Weise sie unseren Zeitgeist spiegeln. Wir können Erkenntnisse herausarbeiten, um die verschiedenen Krankheiten ganzheitlicher zu verstehen und die Botschaft, die sie uns als Gesellschaft vermitteln, aufzuschlüsseln.

In den 1980er-Jahren lenkte Aids die Aufmerksamkeit auf die Sexualität und warf neue Fragen zum Umgang mit dem sexuellen Leben auf. In den folgenden Jahrzehnten konzentrierte sich das Interesse auf das Herz und auf die Frage: Ist das Herz nur ein Muskel oder der Sitz der Seele? Aktuell erforscht die Neurowissenschaft fieberhaft unsere Gehirnfunktionen, auch um den Menschen, die an Alzheimer-Demenz erkrankt sind, helfen zu können. Es zeigt sich, dass schwere Krankheiten den ganzen Menschen betreffen: die Sexualität und damit die Schöpferkraft, das Herz, die Mitte, die tieferen Gefühle und den Kopf mit der lichten Gedankenkraft, dem Bewusstsein.

Neben verschiedenen ganzheitlichen Heilmethoden gibt die anthroposophisch orientierte Medizin hilfreiche Hinweise für das tiefere Verständnis des Menschen und seine biografischen und geistigen Entwicklungsprozesse. Sie verbindet unter anderem das untere Stoffwechselsystem mit den Verdauungsorganen und der Sexualität; das mittlere rhythmische System mit dem Herz und das obere Nerven-Sinnessystem mit dem Gehirn; alle drei Systeme durchdringen einander und werden durch das Ich beziehungsweise das Selbst zusammengehalten. Wird dieses bedeutsame Ineinanderfließen und damit das Wesen einer Krankheit erfasst, können Erkenntnisse daraus gewonnen werden, die neben den medizinischen Fortschritten die Seele der Menschen unmittelbarer ansprechen und damit auf einer tieferen, unsichtbaren Ebene Heilung bewirken. In diesem Sinne suchen wir alle ständig Heilung, um uns mit uns selbst und mit unserem Umfeld im Einklang fühlen zu können.

Beschäftigt man sich mit dem unterschiedlichen Wesen einer Krankheit, stellen sich neue Fragen: Welche Bedeutung hat die seelisch-geistige Entwicklung in der heutigen Zeit? Und wie kann man persönlich das finden, was man in der Seele braucht?

Bei einer Krebserkrankung spricht man zum Beispiel häufig von einer »inneren Heldenreise«, die Menschen durchleben. Viel Unerlöstes in der Seele wird bewusst. Es sind feierliche Momente, wenn einem plötzlich ein Licht aufgeht und man feststellt, was man im Leben nicht mehr verändern kann und was man dringend verändern möchte. Die Seele beginnt das auszusprechen, was sie schon immer einmal sagen wollte.

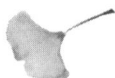

Die humorvolle und durchsetzungsfreudige Geschäftsfrau hat alle Dokumente auf ihrem Pult geordnet, der Computer schweigt und ebenso das Telefon. Seit sie die Diagnose Brustkrebs erhalten hat, wurde der berufliche Erfolg nebensächlich. Von einem Moment auf den anderen hatten die Besprechungen und Meetings ihren Glanz verloren. Die Zuversicht der Ärzte, die sie bei der Chemotherapie begleiten und ihr immer wieder Mut zusprechen, ist Balsam für ihre erschütterte Seele. Nach der Operation – es wurden auf ihren Wunsch beide Brüste abgenommen und auch die möglicherweise befallenen Lymphknoten entfernt: »Wir wollen Ihnen eine gute Zukunft sichern ...« – fragt sie sich: »War es das, was ich wirklich wollte? Ja, natürlich schon.« Sie hält sich sehr genau an das, was ihr die Ärzte empfehlen. So vertrauensselig hatte sie sich noch nie in ihrem Leben gefühlt. Sie war eher diejenige, die die Fakten akribisch durchleuchtete und alles kontrollierte, die überzeugte Perfektionistin.

Jetzt aber geht es um sie selbst, um ihr Leben, ihre Zukunft, die es vielleicht für sie gar nicht mehr gibt. In ihrer Kindheit, als Mittlere von drei Geschwistern, hatte sie sich öfters gedemütigt und nicht verstanden gefühlt. Jetzt möchte sie diese Wunden heilen, und sie spürt, dass die Verletzungen, obwohl es ihr körperlich nicht besonders gut geht, abfließen – in den großen Ozean, der alle Tränen auffängt, wie sie selber sagt. Darum empfindet sie Zuversicht. Sie entschließt sich, hundert Prozent ehrlich mit sich selber zu sein und nicht mehr »so zu tun, als ob«, wie sie es souverän, mit intellektueller Kühle gewohnt war und wie sie sich auch in ihrem Berufsleben so erfolgreich durchgesetzt hatte.

An den Tagen, an denen sie von den Behandlungen sehr erschöpft ist, erträgt sie kaum jemanden, auch nicht ihre liebste Freundin oder ihren Partner, der sich rührend um sie kümmert. Seine gut gemeinten Ratschläge, was ihr jetzt wohl gut tun könnte, sind ihr zu viel. Es wird für sie immer schwieriger, ihrem Umfeld klar zu machen, dass sie nicht mehr die »Alte« ist, die sie kannten und wohl auch gerne hatten. Sie ist viel verletzlicher geworden, sensibler und »durchlässiger« – ein Wort, das sie erst durch ihre Therapeutin kennenlernte und dessen Bedeutung sie geradezu hautnah erlebt.

Der Kontakt zu ihrem Umfeld verändert sich enorm. Plötzlich spürt sie ganz genau, ob jemand es wirklich so meint, wie es gesagt worden ist oder nicht. »Ich nehme gerne deine Hunde am Wochenende zu mir«, lautet ein schlichtes Angebot. Früher hätte sie sich verpflichtet gefühlt, sich überschwänglich zu bedanken und sich sofort mit einem Geschenk zu revanchieren. Jetzt ist es einfach nur schön, die echte Anteilnahme und Unterstützung zu spüren. Das stärkt sie mehr als tausend schöne Worte! Und ihr Dank ist genauso schlicht wie das wunderbare Angebot!

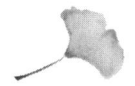

Weil die Seele nicht verstummt ...

Mit dem Krankheitsbild Demenz stehen wir vor einer menschlichen und auch gesellschaftlichen Aufgabe, die unser Denken, Fühlen und Wollen aufrüttelt. Abschütteln ist unmöglich, denn die Erkrankten, die Angehörigen und die Pflegenden verlangen unsere Aufmerksamkeit. Um diesen hohen Anforderungen einigermaßen gerecht werden zu können, brauchen wir eine begehbare Brücke zwischen den Naturwissenschaften und den Geisteswissenschaften.

»Demenz und Spiritualität in einen Zusammenhang zu bringen, ist auf den ersten Blick irritierend. Oder pointiert theologisch formuliert: Kann sich jemand an Gott erinnern, wenn er oder sie sich selbst vergisst?«, fragt Ralph Kunz, Professor an der Universität Zürich und ehemaliger Pfarrer einer reformierten Landeskirche, der demenzsensible Gottesdienste gestaltet. Er sagt das auch mit dem Wissen, dass man sich von der gängigen Vorstellung befreien muss, Spiritualität sei lediglich eine Leistung des Gehirns. Alle Sinnesempfindungen wie die Gestik, das Berührtwerden, der Klang, die Musik, der Geschmack und vor allen Dingen das Atmosphärische spielen eine große Rolle. Dies führt zu einer wichtigen Erkenntnis: Die Seele der an Demenz erkrankten Menschen verstummt nicht ... Diese Erkenntnis schenkt Zuversicht.

Ich denke, dass es auch im sozialen und gesellschaftlichen Umfeld Impulsgeber braucht, geistig geschulte Pioniere, die sich nicht scheuen, die Dinge beim Namen zu nennen, und die bereit sind, sich für das notwendige Gleichgewicht zwischen übertrieben gelebtem Materialismus und einem vernachlässigten geistigen Wachsein mit Leib und Seele einzusetzen. Man weiß um die Bedeutung und Kraft einer sinngebenden Kommunikation, die nicht vorbeirauscht, sondern den Menschen im Herzen, im Nerv trifft. Man benutzt die Seelensprache, die Raum schafft, zu sich selbst zu kommen, die eigene Spiritualität zu entdecken und ihre Erkenntnisse in Wort und Tat weiterzugeben.

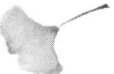

Eine Patientin stürzt in das Ärztezimmer. »Ich muss meine Tochter um 14.15 Uhr vom Bus abholen. Sie muss in die Schule. Bitte helfen Sie mir.« Die freundliche Antwort: »Frau M., Ihre Tochter ist schon erwachsen und muss nicht mehr abgeholt werden. Frau M., beruhigen Sie sich. Es wird alles gut.« Frau M. stampft mit dem Fuß auf und verleiht ihren Worten mit dem Regenschirm Nachdruck: »Bitte helfen Sie mir.« Frau M. geht zur Türe und kommt wieder zurück: »Ich muss meine Tochter abholen. Bitte helfen Sie mir.« Ein Pfleger nimmt Frau M. am Arm: »Ich helfe Ihnen. Ihre Tochter hat Ihnen einen wunderbar duftenden Blumenstrauß geschenkt. Kommen Sie, wir gehen auf Ihr Zimmer, zu den Blumen Ihrer Tochter.« – »Blumen«, murmelt Frau M. und streichelt dem Pfleger über die Wange. Sie gehen zusammen auf ihr Zimmer.

Auch wenn der erkrankte Mensch das innere Erleben nicht mehr in zusammenhängenden Worten ausdrückt, so sind doch alle diese Empfindungen vorhanden. Für Angehörige und Pflegende wird es daher wichtig, dem emotionalen Sprachchaos bis hin zur Sprachlosigkeit mit einer bewussten Seelensprache zu begegnen, mit Worten, die aus der Herzenswärme heraus trösten.

Das bedeutet auch, auf die Seelenstimmung des Erkrankten einzugehen; die Momente der Begeisterung und Freude wahrzunehmen, Geborgenheit zu schaffen, um zum Beispiel die Schönheiten der Natur zu verbalisieren, miteinander zu erleben und zu genießen. Die an Demenz-Alzheimer erkrankten Menschen fühlen unsere echte Freude, zum Beispiel beim Anblick einer

Rose, und sie können »mitschwingen«, wenn wir unsere Begeisterung in Worten ausdrücken.

Natürlich gibt es viele Situationen, die Angehörige von Demenzerkrankten zur Verzweiflung und an den Rand ihrer Kapazität bringen. Da Demenz in sehr unterschiedlichen Stadien verläuft, ist die Selbstfürsorge immer wieder von großer Bedeutung, das heißt, sich selber ein »Kränzlein zu winden« und auch Hilfe und Unterstützung – sei es von den zahlreichen Beratungs- und Anlaufstellen oder ganz persönlich – in Anspruch zu nehmen. Dies ist keine Schwäche, für die man sich schämen sollte, sondern eine Stärke, die die Kraft und die Herzenswärme der eigenen Präsenz nährt.

Gelingt es, immer sensibler anzunehmen, was *jetzt ist*, wird sich etwas Ungeahntes einstellen, etwas Heilsames, das das Leben verändert. Die bereichernde Schicksalsgemeinschaft einer tieferen Seelenverbundenheit wird bewusster, sei es durch Worte ausgedrückt oder stillschweigend.

In seinem Buch *Der alte König in seinem Exil* erzählt der Vorarlberger Schriftsteller Arno Geiger die Geschichte seines an Demenz erkrankten Vaters: »Es gibt da etwas zwischen uns, dem Vater und mir, das mich dazu gebracht hat, mich der Welt weiter zu öffnen. Das ist sozusagen das Gegenteil von dem, was der Alzheimerkrankheit normalerweise nachgesagt wird – dass sie Verbindung kappt. Manchmal werden Verbindungen geknüpft (...) Das Glück, das mit der Nähe zum Tod eine besondere Dichte erhält. Dort, wo wir es nicht erwartet hätten.«

Das ABC
der Seelensprache

Betrachtet man einige Krankheitsbilder, die uns in der Vergangenheit gesellschaftlich, sozial, medizinisch und menschlich herausgefordert haben und dies immer noch tun, dann ist Folgendes zu beobachten:

* Aids – trifft die Sexualität des Menschen und lenkt das Bewusstsein auf das sexuelle Leben.
* Das Herz stellt die Frage: Ist das Organ nur eine Pumpe oder auch der Sitz der Seele?
* Krebs – trifft mehrheitlich den physischen Körper. Im Krankheitsverlauf werden häufig Fähigkeiten entwickelt, die sonst vermutlich nicht bewusst geworden wären.
* Demenz – trifft das gedankliche Ich-Bewusstsein – das Gehirn. Es steht heute im Mittelpunkt der Neurowissenschaften.

Mit dem Krankheitsbild Demenz erhält der Bewusstseinswandel, den wir anstreben, eine konkrete gesellschaftliche Aufgabe, die unser Denken und Fühlen aufrüttelt. Diese Aufgabe lässt sich nicht abschütteln. Deshalb sollten wir das Bewusstsein der Krankheit nicht mehr wegstecken in der Hoffnung: »Es wird schon...«. Vielmehr wäre es nötig innezuhalten und aufzuwachen: Wie können wir das Gleichgewicht zwischen übertrieben gelebtem Materialismus und einem vernachlässigtem geistigen Bewusstsein wiederherstellen? Dazu gehört eine sinngebende Kommunikation, die den Menschen in seinem ganzen Wesen erreicht: eine Seelensprache, die Raum schafft, um tiefer zu sich selbst zu kommen und die eigene Spiritualität zu entwickeln.

Praktische Anregungen zur Entwicklung der Seelensprache

Wir sind gerne gesprächig und reden über dies und das und über uns. Die Lautstärke der »Plapperlust« übertönt häufig alles Leise. Vor lauter Bäumen sieht man den Wald nicht mehr oder vor lauter Worten vergessen wir ihren Sinngehalt. Vielen Menschen kann es dabei ganz die Sprache verschlagen. Man fühlt sich von der Eloquenz der Redner eingeschüchtert oder ohnmächtig: »Was soll ich sagen, es nützt sowieso nichts!« Und: »Viele reden ununterbrochen, und niemand hört zu!«

Das aufmerksame Zuhören ist eine Seelenqualität, die von Herzen kommt. Dies braucht es besonders dann, wenn ein Mensch erkrankt ist und die gewohnten Worte ausbleiben. Doch manchmal fühlt man sich dem Anderen gegenüber unsicher oder gar hilflos. Die aufmunternden Worte hören sich irgendwie falsch an, aber man mag sich die Unsicherheit nicht eingestehen. In diesen Momenten ist eine ganz andere Art der Begegnung gefragt – zu hören, was der Andere nicht sagt.

Die Seelensprache soll darauf aufmerksam machen, dass es vor allen Dingen darum geht zu lernen, den anderen Menschen wahrzunehmen, ohne die eigene Bedürftigkeit in den Vordergrund zu stellen. Mir liegt es am Herzen, neben das übliche ABC, aus dem wir unsere Sprache bilden, ein Seelen-ABC zu stellen, das der Seele eine Stimme gibt – von A bis Z, von der

Akzeptanz bis zur Zivilcourage. Dass wir zuhören und wach werden, wenn die Worte zu Waffen geschmiedet werden und es unseren klaren Standpunkt braucht, um diese »Machenschaften« zu erkennen und im Rahmen unserer Möglichkeiten zu handeln. Oder dass wir den zarten, leisen Tönen des Schweigens lauschen, die uns tiefere Einsichten für uns selbst und das Gegenüber vermitteln.

Ich habe mir vorgestellt, dass sich die verschiedenen Seelenstimmen, die ich im Buch beschrieben habe, in einem Raum begegnen. Das alles kam mir vor wie ein Chor der Seelensprache mit ganz verschiedenen Klängen in Dur und Moll. Ihnen gemeinsam ist, dass jede Stimme auf ihre eigene Art und Weise für ein neues Sprachbewusstsein plädiert, das sich aus der inneren Quelle des Menschen entwickelt. Der unverwechselbare Klang der Stimme eines jeden Menschen prägt die Kraft und die Schönheit der Seelensprache. Das macht sie einzigartig, und weil jeder den anderen wahrnimmt und auf seinen Ton und Einsatz lauscht, entfalten die Worte ihre ursprüngliche Lebenskraft.

Die Seele und ihr sprachlicher Ausdruck ist das Verbindende zwischen den Menschen, weil es das Wesen des Menschen anrührt und die tieferen Gefühle angesprochen werden. Die Gedanken werden durch die Liebe erwärmt, die Seele öffnet das Tor zum Geistigen, und der schöpferische Wille bringt die Tatkraft ins Bewusstsein. So findet das Ganzheitliche einen unmittelbaren und menschlichen Ausdruck, der erlaubt, Brücken zu bauen zwischen den Menschen.

Die Seele fühlt die Würde des Menschen und wird die Kraft ihrer Worte für das Wohlergehen der Menschen einsetzen. Sie interessiert sich für das Schicksal des Anderen, und sie findet die innere Stimme, die spricht, die sich wehrt oder schweigt. Die Seelensprache ist mehr als eine Achtsamkeitsschulung, weil es sich nicht nur um eine zu erlernende Verhaltensweise handelt, sondern um eine erkenntnisreiche und wertfreie Wahrnehmung von anderen Menschen oder der Situation, in der sie sich befinden. »Aha, so ist das …«

Jede Erkenntnis ringt um ein umfassenderes Verstehen. Wenn Sie Ihre Wahrnehmung schulen, dann lassen Sie sich auf einen seelischen Entwicklungsprozess ein. Festgefahrene Überzeugungen lösen sich. Sie sehen Ihr eigenes Leben und das der Anderen in einem neuen Licht. Sie staunen über völlig neue Perspektiven, und Sie erfahren die kraftvolle Wirkung Ihrer Seelenworte. Es ist bereichernd, sich von vorgefassten und diffusen Meinungen zu befreien und die Stimme des eigenen Herzens zu befragen.

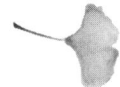

Die Nachbarin auf derselben Etage wurde vor einiger Zeit Witwe. An dem Tag, als die 64-Jährige in Pension geht und ihre selbstständige Arztpraxis aufgibt, stürzt sie die Treppe hinunter. Der Oberschenkelhalsbruch wird sofort operiert. Jetzt ist sie wieder zu Hause. Voller Mitgefühl könnte man der Frau anbieten, ihr beim Bewältigen der zwei Treppen zu helfen und sie zu stützen. Beobachtet man jedoch die große, schöne Frau, die zeitlebens selbstständig war, dann nimmt man sofort wahr, dass es für sie sehr wichtig ist, sich selber am Treppengeländer hochzuziehen. Die Freude darüber, dass sie es geschafft hat, ist größer als das Angebot, ihr zu helfen, ganz besonders dann, wenn zu viele mitfühlende Worte über ihre schlimme Situation das Gespräch bestimmen, statt sich mit ihr über den Alltagserfolg zu freuen.

Worin besteht der feine Unterschied zwischen Empathie und der Kraft der Seelensprache? Empathie ist eine Art Mitgefühl, das im Gehirn gemessen und mit eindrücklichen Erfolgen trainiert werden kann. Die Kraft der Seelensprache entzieht sich den präzisen neurologischen Untersuchungen, denn sie ist jedes Mal eine Neukreation, individuell von der Herzensbildung des Menschen bestimmt, von klaren und ruhigen Gedanken bekräftigt und von den Willenskräften aktiviert. Das Geheimnis der Kraft der Worte liegt darin, dass die Seelensprache den ganzen Menschen durchdringt und den anderen Menschen auch dann erreicht, wenn die Worte fehlen und man still und leise das Wichtigste in Schwingung bringt – eine liebevolle Begegnung.

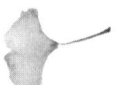

Es ist merkwürdig still in diesem Krankenzimmer. Man hört den Atem der Erkrankten, die mit geschlossenen Augen daliegt, als würde sie schlafen. Sie hängt am Tropf. Manchmal überzieht ein Zucken das Gesicht wie eine Anstrengung, die man nicht einordnen kann. Es ist unendlich traurig, die Mama, eine resolute und humorvolle Frau, so zerbrechlich zu sehen. Die Ärzte haben beteuert, dass es der achtzigjährigen Mutter und Großmutter gut geht. Doch hat sie wirklich keine Schmerzen? Und was mag in ihrer Seele vorgehen?

Die alte Dame, die ihr Leben nach dem Krieg gemeistert und vier Kinder alleine großgezogen hat, hatte öfter, als sie noch sprechen konnte, erzählt, dass sie sich auf den Übergang in die andere Welt freue. Kann man das glauben? Und was bedeutet diese andere Welt, von der so viele sagen: »Es ist fertig! Nachher kommt nichts mehr. Genieße jeden Tag so gut und so viel du kannst!« Als würde man das nicht können und tun, wenn man sich auf die geistige Welt freut. Vielleicht sogar auf eine Weiterentwicklung der Seele, die nicht stirbt? Die geistige Liebe ist für alle Menschen da, und man erlebt sie ganz besonders dann, wenn man im Außen nichts mehr tun kann und man ergeben in die irdische Endlichkeit einwilligt.

Mit dem Rhythmus des Atems geschieht plötzlich etwas Sonderbares. Es ist, als würde der ganze Raum atmen, dieses sterile Krankenzimmer, als einziger Schmuck die sonnengelben Vorhänge. Es ist, als würden sich die Seelen der Tochter, die weinend am Bett sitzt, und die der Sterbenden berühren – ein stilles Gespräch, begleitet von einem improvisierten Gebet für die Mutter, die man geliebt hat, obwohl man mit ihr heftige Auseinandersetzungen hatte.

Liebe und vor allen Dingen authentische Selbstliebe erfordert Selbsterkenntnis. »Das stimmt für mich nicht ...«, mag gelegentlich berechtigt sein, doch die Fähigkeit, den Anderen mit seinen Bedürfnissen wahrzunehmen, drückt sich anders aus. Vielleicht weniger psychologisch und mehr der speziellen Situation angepasst, liebevoll bezogen und mit Anerkennung für das, was für das Gegenüber von Bedeutung ist. Dies ist leichter gesagt als getan, denn das eigene Selbstbild entspricht meist nicht dem, wie man sich selber sieht. Hält man diese Frustration in der Seele aus? Entdeckt man am Ende des Tunnels starker Emotionen eine ehrliche, von allem Falschen bereinigte Selbstliebe, die in der Lage ist zu erfassen, was für einen selbst und für den anderen Menschen wirklich angebracht ist? Fernab von den narzisstischen Pfaden der Egozentrik verlangt die Seelensprache Wahrhaftigkeit in dem, was man sagt und tut: Liebe dich selbst deinem Nächsten zuliebe ...

Sieben grundlegende Übungen, um die Seelensprache zu erlernen

Als Vorbereitung für jede Übung: Schließen Sie die Augen. Lenken Sie Ihre Achtsamkeit auf Ihren Atem. Spüren Sie, wie Sie ruhig werden, wenn Sie einatmen. Halten Sie dann den Atem einen Moment an- und dann atmen Sie langsam aus. Verbinden Sie sich mit Ihrem Herzen und lassen Sie alle Gedanken vorbeiziehen. Hilfreich ist es, sich nach einer Übung Notizen zu machen.

1. Achtsamkeit – Seelenruhe

Wenden Sie sich Ihrem Herzen zu. Bedanken Sie sich bei Ihrem Herzen, dass es immer für Sie da ist. Wie fühlt sich das an? Stellen Sie sich vor, dass Sie mit Ihren inneren Händen Ihr Herz umfassen wie einen Blütenkelch, der sich am Abend schließt und sich tagsüber zur Sonne hin öffnet. Werden Sie sich bewusst: Ich bin in Liebe gehalten. Lassen Sie das Vertrauen in Ihren Körper, in jede Zelle fließen.

2. Akzeptanz – Einwilligen in das, was ist

Stellen Sie sich eine Situation vor, die schwer für Sie ist und die Sie nicht annehmen können. Betrachten Sie diese Situation wie ein neutraler Beobachter: Es ist eine Tatsache. Beobachten Sie liebevoll mit Ihrem Herzen Ihre Gefühle und fragen Sie Ihr Herz, was es jetzt braucht. Nehmen Sie achtsam wahr, wie sich Ihre Gefühle wandeln. Spüren Sie bewusst Ihre Seelenruhe.

3. Begegnung – Erkennen

Erinnern Sie sich an eine Begegnung mit einem Menschen, in der Sie sich unsicher fühlten.

Spüren Sie diese Gefühle in Ihrem Körper. Atmen Sie tief aus und lassen Sie die Gefühle gehen.

Erinnern Sie sich jetzt an eine Situation, in der Sie sich ausgesprochen wohl gefühlt haben. Wie fühlt sich das an? Lassen Sie diese Schwingung in Ihren Körper fließen. Ihre Zellen nähren sich mit diesem Wohlgefühl. Sie begegnen sich selbst.

4. Liebe lernen – Liebesfähigkeit
In Ihrer Vorstellung sehen Sie eine geschlossene Türe mit der Aufschrift »Liebe«. Wenn Sie sich bereit fühlen, öffnen Sie die Türe. Entdecken Sie Ihr inneres Land der Liebe. Was immer Sie wahrnehmen, nehmen Sie es an, so wie es sich zeigt. Ihre Liebe darf sich verändern, reifen und sich vertiefen. Sie ist das, was Sie in Ihrem Wesen sind: Seelenfülle.

5. Mut – Der eigene innere Standpunkt
Stellen Sie sich vor, Sie wollen ein Ziel erreichen. Gehen Sie mit dem »Kopf durch die Wand«? Suchen Sie eine Türe, die sich leicht öffnen lässt? Oder weichen Sie den Hindernissen aus?

Konzentrieren Sie sich auf Ihren Willen. Lassen Sie ein Bild oder ein Symbol für Ihren Willen vor Ihrem inneren Auge auftauchen. Was fühlen Sie, wenn Sie sich dieses Bild ansehen? Was empfinden Sie in Ihrem Körper, und was sind Ihre Gedanken? Werden Sie sich bewusst, dass Sie eine Instanz haben, die alles, was in Ihnen geschieht, wahrnimmt. Fragen Sie Ihr Herz, was Ihr Wille braucht, um Ihren eigenen Standpunkt zu stärken.

6. Und – Verbinden, was zusammengehört
Lassen Sie ein Bild oder ein Symbol für Ihre Liebe vor Ihrem inneren Auge auftauchen. Und stellen Sie es neben das des Willens. Betrachten Sie beide. Können sich beide begegnen? Ist es eine friedliche Koexistenz? Was könnte ein nächster Schritt sein, dass Liebe und Wille miteinander kooperieren? Finden Sie Ihre Worte für diesen nächsten Schritt.

7. Zivilcourage – Sagen, was Sie wirklich sagen wollen

Lenken Sie Ihre Achtsamkeit auf Ihren Kehlkopf, das Energiezentrum, in dem sich Ihre Seele ausdrücken darf. Was möchte Ihre Seele sagen? Erlauben Sie es und lassen Sie den Impuls reifen, bis Sie von innen her spüren, wann der richtige Zeitpunkt da ist, etwas klar und deutlich auszusprechen oder auch bewusst zu schweigen.

Wenn Sie die Seelensprache in Ihrem Alltag oder in Ihrem beruflichen Umfeld weiter vertiefen möchten, dann helfen Ihnen dabei konkrete meditative Übungen, die Sie auf meiner Homepage www. angelikareutter.ch oder der Homepage des Verlages, www.scorpio-verlag.de, finden.

Das ABC

Manchmal sagt ein einziger Begriff alles; manchmal bietet ein Buchstabe einen ganzen Kosmos an Worten, die die Seele der Welt anzubieten hat. Seelensprache vermittelt mehr, als man schon weiß. Auf der Suche nach der Seele in den Worten habe ich diejenigen berücksichtigt, die meiner Erfahrung nach eine tiefere Erkenntnis ermöglichen und die eine stärkende und tröstende Wirkung entfalten. Und wenn Ihnen weitere Seelenworte begegnen, so freuen wir uns, wenn Sie diese in das ABC der Seelensprache aufnehmen.

Achtsamkeit Akzeptanz

Berührung

Begegnung

Carpe diem

Demut

Ergebenheit

Freiwilligkeit

Gelassenheit

Heimat

Ideale

Ja zum Leben

Freude

Klang

Lieben lernen

Mut

Nähe

Obhut

Poesie

Pubertät

Quintessenz

Respekt

Schutz

Schweigen

Staunen

Trost

Und!

Vertrauen

Wahrhaftigkeit

Würde

Kein X für ein U vormachen

Von Yes, we can zu Yes, we do

Zeit

Zivilcourage

Achtsamkeit

»Schläft ein Lied in allen Dingen, die da träumen fort und
fort, und die Welt hebt an zu singen, triffst du nur
das Zauberwort.«

JOSEPH VON EICHENDORFF

Höre auf dein Herz statt auf die anderen – ein Ausdruck der
wertschätzenden Achtsamkeit für sich selbst. Dies beinhaltet
den wohlwollenden Blick auf das, was man kann und was
man tut, statt das zu fokussieren, was man nicht kann und
nicht hat. Einfach gesagt: Man lenkt seine Achtsamkeit auf die
Fülle des Lebens statt auf den Mangel. Es geht um die essentielle Frage: »Was braucht es, um das zu tun, was angebracht
ist?« Die Antwort lautet: »Wach und ganz präsent sein in jedem Augenblick.«

Diese Art der Aufmerksamkeit fördert die Fähigkeit, die Realität des Augenblicks zu akzeptieren. Die Ereignisse ziehen nicht
einfach an uns vorbei, sondern wir bekommen die Möglichkeit,
ihre Tiefe auszuloten, zu wachsen und uns zu verändern. Achtsamkeit verhilft dazu, unmittelbarer wahrzunehmen: Wir beobachten, statt zu analysieren. Wir nehmen wahr, statt zu kontrol-
lieren.

Achtsamkeit bringt Selbsterkenntnis hervor: Je wacher wir werden, desto klarer sehen, hören und spüren wir, was und wie es wirklich ist. In diesem Sinne ist Achtsamkeit anstrengend, denn vieles gefällt uns nicht. Schon Hegel brachte es auf den Punkt: »Die Aufmerksamkeit erfordert eine Anstrengung, da der Mensch, wenn er den einen Gegenstand erfassen will, von all den tausend in seinem Kopf sich bewegenden Dingen, von seinen sonstigen Interessen, sogar von seiner eigenen Person abstrahieren und die Sache in sich walten lassen muss. Die Aufmerksamkeit enthält also die Negation des eigenen Sichgeltendmachens und das sich Hingeben an die Sache.«

»Ich weiß das alles, aber ...« Selbsterkenntnis bringt in Windeseile verschiedene Lebensthemen ans Tageslicht, die man mehr oder weniger erfolgreich verdrängt hat. Wie kann man sich mit einem Problem, das man mit Unbehagen oder gar mit Schrecken bemerkt, anfreunden? Schauen Sie hin statt weg. Und Sie entdecken in Ihrem Problem ungeahnte Ressourcen. Wäre es in diesem Sinne nicht schade, wenn Sie ihr Problem einfach abschieben? Oder wenn Sie das im Unbewussten Wirkende an Ihre Kinder und Kindeskinder weitergeben?

Achtsamkeit öffnet verschlossene Türen, um der unmittelbaren Freude Raum zu geben, das Leben immer wieder neu in die eigenen Hände zu nehmen. An jeder Kreuzung unseres Lebensweges hilft sie uns, innezuhalten und wertfrei zu empfinden: Wie fühlt sich das an? Daraus erwächst jedes Mal eine tiefere Erkenntnis, die hilft, nicht mehr adäquate Gewohnheiten zu durchschauen und wie einen zu lange getragenen Mantel abzulegen.

Im »natürlichen Gebet der Seele«, wie die Achtsamkeit auch verstanden wird, betreten wir einen inneren Bewusstseinsraum der Hingabe. Das Wort Gebet, aus dem Althochdeutschen »gibet«, bedeutet Bitte. Es ist die stille Bitte, dass die Seele sich als Resonanzorgan öffnet und unseren Geist einlädt mitzuschwingen. Vielleicht ist es ein Geschenk der Achtsamkeit und geglückter innerer Resonanz, wenn wir einen Einfall haben, uns »ein Licht aufgeht«, wenn es gelingt, ganz Ohr, ganz da und bereit zu sein, sich ansprechen, berühren und bewegen zu lassen. Dann gilt es, der eigenen Wahrnehmung zu vertrauen!

Achtsame Worte vertiefen das Geheimnis, das jeder Begegnung innewohnt; der Klang der Seele vermittelt der Stimme Ruhe und ein tiefes Empfinden, loslassen zu dürfen: eine Wohltat! Es sind Worte, die der Sprechende verinnerlicht hat. Dadurch wirken sie frei und absichtslos. Der Luftstrom des Atems trägt die Schwingung der Buchstaben zu seinem Gegenüber, der zum Mittun angeregt wird, ohne sich dessen bewusst zu sein.

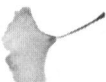

Die Siebenjährige trippelt nervös von einem Bein auf das andere. Auf ihrem Schulweg muss das Mädchen eine viel befahrene Straße überqueren. Die Eltern haben ihre Tochter immer wieder ermahnt: »Du musst unheimlich gut aufpassen. Das ist eine sehr gefährliche Straße, gerade an dieser Ecke ist vor Kurzem ein schlimmer Unfall passiert. Aber du musst keine Angst haben!« – Die ernsten Worte der besorgten Eltern, die ihr die Regeln, wie man sicher eine Straße überquert, beigebracht haben, begleiten das Mädchen.

Zitternd steht die Kleine am Straßenrand. Sie schwenkt den Kopf eifrig hin und her, konzentriert beißt sie sich auf die Lippen, jetzt – es kommt kein Auto, und sie rennt so schnell sie kann über die Straße. Gott sei Dank! Auf der anderen Straßenseite angekommen, atmet die Kleine erleichtert auf. »Es ist nochmal gut gegangen!«

Ein anderer Erstklässler wartet auf dem Trottoir. Hell begeistert betrachtet der kleine Junge die vorbeiflitzenden Autos. Die

Karosserien sind sehr verschieden, die Farben von schneeweiß bis blaugrün schimmernd verändern sich, wenn sie von der Sonne wie von einem Scheinwerfer angestrahlt werden. Für ihn haben die Autos unterschiedliche Gesichter – runde, eckige oder elegant geschwungene, manchmal mit großen Froschaugen oder kleinen Schlitzen, die man auf- und zuklappen kann. Die Autogesichter zu unterscheiden, ist für ihn ein Riesenspaß. Manchmal versucht er, das Nummernschild zu erkennen und dieses einem Ort zuzuordnen.

Er wartet ruhig und geduldig, bis die Straße ganz frei geworden ist. Aufgrund seiner aufmerksamen Beobachtung hat er herausgefunden, dass sich immer wieder wie von selbst eine große Lücke ergibt, in der er die Straße zügig überqueren kann. Auf der anderen Straßenseite marschiert er fröhlich weiter.

Die Sternenreise der Achtsamkeit

Zu einer Zeit, in der das Wünschen noch geholfen hat, lebte die Achtsamkeit auf der Venus. Ihr gestrenger Vater war Saturn. Erfüllt vom Glanz der Liebe gelang es der Achtsamkeit, seinen Gesetzen auszuweichen. Achtsamkeit tanzte ihm auf der Nase herum, so dass er niesen musste. Dann lachte die Achtsamkeit und hüpfte davon.

In der Abenddämmerung, wenn das Orgelspiel des Himmels erklang, schmückte sich die Achtsamkeit mit einem güldenen Gewand. Sie liebte es, auf den Strahlen, die Venus allabendlich zur Erde sandte, zu tanzen. Ihre blonden Locken fielen über ihre feinen Schultern, die sie leicht nach hinten drückte, um größer zu erscheinen, als sie war. Sie genoss es, wenn sie die Aufmerksamkeit der Menschen auf sich zog, die den Blick zum Himmel erhoben und riefen: Siehst du, das ist die Venus! Jedes Mal durchströmte die Achtsamkeit ein wohliges Kribbeln. Denn schließlich: Ehre, wem Ehre gebührt! Und sie wollte ihrem Namen Ehre machen; mehr noch, es war ihre Aufgabe! Von wem sie diese erhalten hatte, wusste sie nicht, aber das beunruhigte sie keineswegs.

Eines Abends, es musste etwas Besonderes auf der Erde geschehen sein, entdeckte die Achtsamkeit ein gleißendes Licht, das vor ihren Augen tanzte und sich zu einem Tempel formte, in dem in den süßesten Melodien gesungen wurde. Die Achtsamkeit vergaß Venus, den niesenden Vater und schwang sich auf einer Lichtschaukel in die Mitte des Tempels. Sie konnte sich an dem Gold und den Edelsteinen nicht satt sehen. Sie war im Paradies der Achtsamkeit gelandet. Alle Menschen würden sie bewundern, und sie würde erstrahlen in Glanz und Gloria.

Die Achtsamkeit erwachte in einem dunklen, modrigen Keller. Ein kleines Fensterchen, davor ein Metallgitter, gab den Blick frei auf einen Baum. Sie hörte den vertrauen Klang des Baumes und flehte ihn an: »Bitte, nimm mich auf. Lass mich ein Blatt an deinem Ast sein, der sich zum Himmel hinaufstreckt; eine Wurzel, die sich in der Erde festhält.« Doch der Baum, der sie vernahm, wiegte sich leise im Rhythmus des Windes und wies sie lächelnd zurück, als wüsste er weshalb.

Kein Baum, kein Strauch, keine Blume, kein Mensch, betrachtete die Achtsamkeit als etwas Besonderes. Ihr Strahlen, das nicht mehr mit einem bewundernden »Ah« und »Oh« zurückgespiegelt wurde, verblasste immer mehr. Die Achtsamkeit wurde ein Niemand! Auf der Erde angekommen, wusste sie sich nicht zu helfen. Ihre Tränen, kaum perlten sie aus ihren Augen, vertrockneten. Sie rief Venus und Saturn um Hilfe, doch beide schwiegen.

Die Achtsamkeit wurde wütend; trotzig riss sie die Schultern nach hinten und beschloss, die Welt zu erobern. Sie schloss einen Pakt mit dem gleißenden Licht, das kaum gerufen sofort zur Stelle war und einwilligte: »Dein Schein ist heller als jener der Sonne, des Mondes und aller Sterne. Du wirst dich schmücken mit Gold und Silber. Die Menschen werden dir dienen!«

Die Achtsamkeit fühlte den heimlichen Triumph in ihren Adern und machte sich mit dem Trotz im Herzen – welch ein Schutzschild gegen alle erlittene Schmach – auf den Weg. Alsbald traf sie die Kontrolle. Sie ähnelte ihrem Vater, das musste gut sein. Sicher ist sicher und Kontrolle ist besser als Vertrauen. Hier auf Erden war dies üblich – Kampf, Wettkampf und so tun als ob!

Sie zogen miteinander los, und gemeinsam manipulierten sie die Menschen, die sie trafen, um ihre Ziele zu erreichen. Wenn ihnen etwas in die Quere kam oder wenn man sie gar kritisierte, erhöhten sie ihren Schein und blendeten die Menschen, so dass sie ihrem Zauber erlagen. Die Achtsamkeit ging ihren Schein ausstrahlend voraus, und die Kontrolle stand wie ein Fels in der Brandung hinter ihr. Sie riss alles an sich, erinnerte sich an jeden Schritt, und die Kontrolle ordnete alles säuberlich ein. Dafür hatte sich die Kontrolle – ein wilder Freak, der alle gängigen Schlagwörter souverän einsetzte, um Sympathie wie in einer Kampfarena herauszuschlagen – als Arbeitsinstrument ein edles, aus Ebenholz gefertigtes Schachbrett ergattert. Die unzähligen Schachfiguren leuchteten wie ein Laser, wenn die Kontrolle sie berührte. Mit instinktiver Schlauheit berechnete sie, wie, wann und wo etwas geschehen würde. Und so geschah es.

Die Achtsamkeit und die Kontrolle waren begeistert, wenn sie am Abend beieinander saßen und alle Schachzüge durchspielten, bis sie ihrer erstrebten Perfektion immer näher kamen. Es funktionierte! So waren sie gerüstet für den nächsten Tag und wurden nicht müde, ihr Spiel zu spielen, immer besser, immer schneller, immer vorwitziger, so dass sie den Blick zum Himmelszelt vergaßen.

Doch – in ihrem Schatten wiegte sich die Angst. Sie wurde immer größer, obwohl das Spiel von einem Erfolg zum nächsten führte. Manchmal schlich sie sich wie ein Dieb in der Nacht ein, so dass die Achtsamkeit und die Kontrolle, die eng umschlungen schliefen, hochschreckten und schweißgebadet nach Luft schnappten. Die Angst legte sich wie ein Schleier aus Blei auf ihre erschöpften Körper.

Gelähmt vor Angst wurde die Achtsamkeit immer kränklicher. Sie hatte die Lust aufs Erdenleben verloren, und die Erinnerung an ihren Venus-Stern vibrierte in ihrer Seele. Anfangs war es wie ein Rauschen, wie der Wind, den sie in den Wipfeln des Baumes gespürt hatte, den sie um Hilfe bat, als sie sich gottverlassen allein im Erdendunkel gefühlt hatte. Dann erhob sich ein Brausen und Tosen, das den Körper ergriff, bis sich einzelne Klänge befreiten – Aaah – Oooh – und sich in Harmonien wandelten. Und die Achtsamkeit erkannte die Musik der Planeten, des Sternenhimmels. Sie bildeten aus den Klängen Worte, Worte ihrer Sprache, die sie verstand und nicht auszusprechen vermochte.

In solchen glücklichen Momenten sehnte sich die Achtsamkeit in ihre wahre Heimat zurück. Doch dann wurde der Schmerz, dass sie dem gleißenden Licht gefolgt war, unerträglich. Hätte sie doch nur? Wäre sie doch nur? Aber was wäre dann? Fragen, die immer in einer Sackgasse endeten. Vorwürfe an sich und die Welt bauten Mauern, hinter denen die Achtsamkeit kauerte wie ein Häufchen Sehnsucht. Sehnsucht nach Heimat, ohne Angst; Sehnsucht nach der Himmelsliebe, die sie nirgendwo auf der Erde fand. Die Achtsamkeit überließ der Kontrolle das Zepter und zog sich zurück. Bald darauf trennte sie sich von der Kontrolle und hüllte sich innerlich in einen Mantel des Schweigens, obwohl sie viel und gerne redete. Weil alle redeten und kaum einer zuhörte, fiel es nicht weiter auf.

An einem Frühlingsmorgen erwachte die Achtsamkeit und spürte ein Kitzeln in der Nase. Sie nieste und nieste und konnte fast nicht mehr aufhören. Da dachte sie an ihren Vater Saturn. Vielleicht wüsste er Rat? Doch wie sollte sie es anfangen? »Steh auf und geh auf die Wiese«, meinte sie eine innere Stimme zu vernehmen. »Genug des immer mehr desselben, lass sein, lass los.«

Auf der blühenden Wiese angekommen, erkannte die Achtsamkeit einen Ackerschachtelhalm. Er flüsterte ihr etwas zu, was sie trotz größter Anstrengung nicht verstand. Plötzlich weinte sie bittere Tränen: Es klang nach zu Hause und doch ganz anders! Die Achtsamkeit lauschte angestrengt nach innen. In ihrem wirklichen Namen lag alles umschlossen, und sie fühlte, wie die Welt, bis hin zur fernen Sternenwelt, ihr zugewandt war. Venus, ihre himmlische Mutter, sprach zu ihr: »Steh auf, Kind, und geh in die Welt, erwecke die Herzen der Menschen, dass sie das Sternenlicht erkennen, welches sie in sich tragen; dass sie die Sphärenmusik hören und dass sie einander respektvoll begegnen. Ich, die Liebe, gehe an deiner linken Seite, und Saturn, die himmlische Gesetzmäßigkeit, an deiner rechten Seite, und du bist die Mitte, die wahre Achtsamkeit, die Verbindung von Himmel und Erde in jedem neuen Jetzt.«

Akzeptanz

Akzeptanz beinhaltet, die Tatsachen zu erkennen und anzunehmen, so wie sie sind. Dies nicht nur in der Außenwelt, sondern vor allen Dingen in der eigenen Innenwelt. In diesem Sinne ist echte Akzeptanz eine abenteuerliche Reise zu sich selbst: Kein Gedanke, kein Gefühl und keine Empfindung werden ausgelassen. Alles wird durchfühlt, wie es Johannes Tauler im 14. Jahrhundert, ein Schüler von Meister Eckhart, formulierte:»Gefühle auszufühlen.« Es ist ein Hineinsinken, ein sich Fallenlassen in die eigene Gefühlswelt, ohne zu werten. Jeder hat eine andere Überzeugung, ein ganz bestimmtes Gefühl nicht ertragen zu können, zum Beispiel die Angst, zu scheitern, den liebsten Menschen zu verlieren oder in eine existenzielle Not zu geraten. Sich selber auszuhalten in dem, was man fühlt, ist die Tiefe der liebevollen Akzeptanz. Gehen wir durch die Gefühle, die wir meinen, nicht aushalten zu können, hindurch, erleben wir Ungeahntes: Am Ende des Tunnels entdecken wir einen neuen Kontinent, das verborgene Heimatland der Seelensprache: eine Seelenruhe, die jeder ganz individuell erlebt. Die Gefühle wandeln sich in eine Stärke, die die Gedanken klären: Die eigenen Entwicklungsprozesse kommen vom Unbewussten ins Bewusstsein.

Tatsachen intellektuell zu erkennen, ist heute ein Kinderspiel, denn der Zugang zu einem umfassenden Wissen ist allgegenwärtig. Doch dies ist nur ein Teil. Der andere, und ich denke der lebendigere, ist die wertfreie Akzeptanz dessen, was man selber wahrnimmt und empfindet. Denn Akzeptanz will nicht nur gedacht, sondern vor allen Dingen gefühlt werden: »Wenn ihr's nicht fühlt, ihr werdet's nicht erjagen ...«, lauten Goethes Worte.

Weshalb ist es so schwer, sich diese Weisheit zu Herzen zu nehmen? Im Gefühl wird Akzeptanz auf »Herz und Nieren« geprüft – auf Echtheit, Wahrhaftigkeit, Tragfähigkeit und Tiefe. Und das ist anstrengend: Trauer, die über Jahre unterdrückt wurde, kann plötzlich unter dem Eis hervorbrechen; Wut kann den Menschen erfassen, so dass man sich selber nicht mehr kennt; Emotionen, die man bei den anderen kritisiert, bringen das eigene Selbstbild, das man über Jahre sorgfältig aufgebaut hat, ins Wanken. Doch auf was, um Himmelswillen, soll man vertrauen, wenn nicht auf das eigene Selbstbild?

Die Beantwortung dieser Frage übernimmt das Leben selbst. Es wischt häufig die Bilder der Lebensentwürfe, die wir uns machen, mit leichter Hand weg und konfrontiert uns – ungefragt und ungewollt – mit der ganzen Fülle des Lebens. Denken wir zum Beispiel an Elias Canetti, der seine literarische Wortgewalt in *Das Geheimherz der Uhr* dem Tod entgegensetzte. Ihn, den Tod, dürfte es nicht geben. Und es gibt ihn doch. Den Tatsachen des Lebens kann niemand ausweichen. Oder vielleicht doch? Man könnte ihnen zumindest ein Schnippchen schlagen; etwas aus der Wundertüte hervorzuzaubern, das ein kurzes, dankbares Aufatmen ermöglicht: »Es geht uns auf alle Fälle besser als dem armen Nachbarn, seine Frau ist erkrankt, und sein Sohn hängt in der Drogenszene.«

Wie wenig hilfreich solche Gedanken sind, merkt man ziemlich schnell. Sie wirken wie ein Bumerang auf uns selbst zurück, ohne dass es uns bewusst wird. Vor allen Dingen tragen Vergleiche mit anderen nichts dazu bei, eine persönliche, schwerwiegende Entscheidung zu treffen. Ganz im Gegenteil! Wie viele

Stoßgebete werden zum Himmel geschickt, um darüber zu entscheiden, ob man die Mutter, die an Alzheimer-Demenz erkrankt ist, ins Pflegeheim bringen oder bei sich zu Hause behalten soll? Solche Entscheidungen wiegen tonnenschwer. Und doch müssen sie getroffen werden; dabei hilft die liebevolle Akzeptanz der Tatsachen.

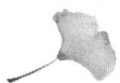

Eine junge Frau begleitete seit vier Jahren ihre schwerkranke Mutter, eine lebenslustige Italienerin, die es stets genossen hatte, ihre Gäste zu verwöhnen. Das Schlucken wurde für die 74-Jährige immer beschwerlicher, eine künstliche Ernährung lehnte sie strikt ab. Nachdem ihre Tochter den feurigen Italiener Francesco aus Catania geheiratet hatte und wenig später ihr Enkelkind Amalia auf die Welt kam, empfand die ältere Dame ihr Leben schmunzelnd und zufrieden als »rund« und vollkommen. Dies beteuerte die liebevolle Nonna immer wieder, so dass sie dem Fortschreiten ihrer Krankheit ziemlich gelassen entgegensah.

Für ihre Tochter war es beruhigend, dass ihre Mutter, die vor zwei Jahren auch ihren Mann verloren hatte, zufrieden wirkte und Gott sei Dank keine Schmerzen hatte. Schlimm, ja, fast unerträglich wurde es jedoch für sie, als ihre Mutter nach einem Jahr intensiver Pflege zu Hause den Wunsch äußerte, mit der Sterbehilfeorganisation EXIT einen begleiteten Suizid begehen zu wollen. Kein Gespräch darüber, dass sich doch jeder Tag lohne und sie trotz allem gemeinsam so viel Schönes erlebten, konnte die Erkrankte, die indessen auch einer palliativen Pflege in ihren eigenen vier Wänden zugestimmt hatte, von ihrem Entschluss abbringen. Sie wollte der Familie auf gar keinen Fall zur Last fallen.

Die junge Lehrerin, die vor ihrer Schwangerschaft als freiwillige Sterbebegleiterin in einem Spital einigen Menschen Mut vermitteln konnte, in den Sterbeprozess einzuwilligen, fühlte sich hilflos und unendlich traurig. Der Konflikt zwischen dem tiefen Respekt gegenüber dem Wunsch ihrer Mutter und ihrer eigenen Überzeugung ließ sie nicht zur Ruhe kommen. Sie hatte stets für das gekämpft, was sie als gut und richtig empfand, egal, wie viele schlaflose Nächte es sie gekostet hatte. Und jetzt, aufgeben? Einem Suizid zustimmen? Aber was würde sie eigentlich aufgeben – ihren Starrsinn, sich selbst oder nur ihre Angst, es nicht ertragen zu können, heute nicht und schon gar nicht in Zukunft, das schreckliche Wissen, dass sie gegen ihre innere Stimme, gegen ihr Gottvertrauen gehandelt hätte?

Ganz unmöglich, und doch wollte sie ihrer Mutter den letzten Wunsch nicht abschlagen.

Es war für sie immer wichtig gewesen, alles möglichst richtig zu machen, unter allen Umständen. Sie war schließlich eine Perfektionistin … Und sie war eine gute Tochter und wollte dies auch in Zukunft bleiben. Sie beschloss, den Wunsch ihrer Mutter zu respektieren.

Die junge Frau ließ sich immer tiefer auf die Unruhe ein, auf ihre verzweifelten Gefühle, die endlosen Gedanken, was zu sagen und zu tun angebracht wäre. Das Hin- und Hergerissensein zwischen ihrer unbändigen Wut und ihrer großen Trauer ließ sie immer wieder erneut nach Strategien suchen, die aus dem schmerzlichen Konflikt herausführen könnten. Eines Tages, erschöpft vom endlosen »Dafür oder Dagegen«, legte die Kämpferin die Waffen nieder und zog die Rüstung aus. Woher kam plötzlich die Kraft, den Wunsch ihrer Mutter zu akzeptieren – seelenruhig?

In der letzten Nacht vor dem EXIT-Termin an einem Freitag saß die »gute Tochter« am Bett ihrer Mutter. Aufruhr und Verzweiflung waren auf einmal verschwunden. Innerlich sagte sie ihrer Mutter alles, was sie ihr noch erzählen wollte. Und: »Es ist alles gut. Du kannst jetzt loslassen. Wir behalten dich lieb in unseren Herzen.«

Am nächsten Morgen kam die Pflegerin und machte die Kranke bereit für die Fahrt in das offizielle Haus der Organisation EXIT; für 11.30 Uhr war das Taxi bestellt. »Ja, gehen wir jetzt!«, flüsterte die Sterbende und schlief nach wenigen Atemzügen für immer in den Armen ihrer Tochter zu Hause ein.

Begegnung

Wir befinden uns in einem Bewusstseinswandel: vom maßlosen, materiellen Begehren hin zu einem immateriellen, zu einem seelisch-geistigen Wachstum des Menschen. Es kommt auf die Ressourcen des einzelnen Menschen an, und ob und wie wir uns begegnen. Denn es waren und sind immer einzelne Menschen – noch wenige und doch immer mehr – die ihre Stimme erheben. Ihr mutiges Engagement wird von der Überzeugung getragen, die Welt zu einer besseren machen zu wollen. Und dies unter allen Umständen, manchmal riskieren Menschen gar ihr Leben, um ihre Aufgabe im Namen der Humanität zu erfüllen. Das »Gottesfünklein«, wie Meister Eckhart es nannte, entbrennt im einzelnen Menschen und entflammt in der Begegnung mit Gleichgesinnten zu einem »feu sacré« gemeinsamer Tatkraft.

Anonymen Massen kann man nicht begegnen, dem einzelnen Menschen schon. »Was brauche ich? – Was brauchst du? Wie können wir miteinander leben, in Harmonie mit der Natur und der ganzen Schöpfung?« Aus der Hinwendung vom Ich zum Du erwächst Begegnung, eine Verbindlichkeit des Herzens, eine moderne, zukunftsweisende und heilende Begegnungskultur, die der universellen Seelensprache – sie wird auch die Sprache des Himmels genannt – in jeder Begegnung ihren persönlichen Klang verleiht.

Begegnung beinhaltet Schwingung und Resonanz. Der Soziologe Hartmut Rosa hat sich weitreichend mit dem Thema Resonanz beschäftigt. Er spricht von einem »guten Leben«, wenn wir eine Resonanzsensibilität entwickeln. Jeder Mensch hat eine große Sehnsucht nach Begegnung und Resonanz. Wir wissen das, doch interessanterweise tun wir alles, um unsere Sehnsucht danach immer wieder zu enttäuschen. Wir haben keine oder zu wenig Zeit: Jetzt geht es nicht, aber vielleicht morgen. Begegnung und ihre herzerwärmende Resonanz sind sehr anspruchsvoll, weil wir sie nicht kaufen können. Wir können sie weder festhalten noch organisieren; wir können sie weder erzwingen noch künstlich erzeugen. Doch wir können ein echtes Interesse am Mitmenschen empfinden, eine Geste, einen Blick, ein paar Atemzüge lang. Der größte Trost in jeder menschlichen Begegnung ist, wenn ein Mensch erahnen oder gar fühlen kann, wo man sich innerlich befindet, ohne zu werten. Deshalb gibt es weder große noch kleine, weder wichtige noch unwichtige Begegnungen – denn jede einzelne, für die man die innere Türe öffnet, zählt.

Wir finden den Begegnungscharakter in jeder Biografie. Lassen wir uns vertieft in den eigenen Lebenslauf ein, entdecken wir die Kraft oder auch den Schmerz, den wir erlebt haben. Beide Qualitäten sind Ressourcen für unsere Entwicklung. Das mag erstaunen, doch wenn Sie bemerken, dass Sie, wenn Sie A sagen, nicht unbedingt B sagen müssen, dann erfahren Sie ein anderes Lebensgefühl. Sie beginnen eine Heldenreise in Ihre eigene Innenwelt.

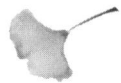

Es war ein ungewöhnlich heißer Tag in Tanger, wo ich als Kind acht Jahre mit meinen Eltern lebte. In der Kasbah war es laut und der Weg zum Souk, zum Wochenmarkt, schmal wie ein Nadelöhr. Unzählige Kinder liefen geschickt wie kleine Wiesel vor den klapprigen Autos herum. Es gelang ihnen, den hupenden Metallungeheuern mit geradezu artistischer Geschicklichkeit den Weg zu versperren. Wen kümmerte es? Auf einem Holzschemel schrieb ein Gelehrter – seinen weißen Turban kunstvoll in doppelter Höhe als sein schmales Gesicht um den Kopf geschlungen – ernst und beflissen an einem Schriftstück. Der Kunde kauerte auf einem deutlich kleineren Schemel. Die Wasserverkäufer, aufgeputzt wie für eine Zirkusaufführung, priesen ihr Wasser, angenehm gekühlt in der Ziegenhaut, wie eine Kostbarkeit an. Mitten im Gekreische der Stimmen und der flirrenden Mittagshitze entdeckte ich »meine« Berberin; sie hatte einen langen Fußmarsch hinter sich. Ihre vier Eier bot sie auf einer Strohmatte an. Es ist mir genau fünfmal gelungen, ihr die vier Eier abzukaufen. Sie verlangte einen Dirham für alle vier, und ich legte jedes Mal drei Dirham dazu – schließlich waren es vier Eier. Die Berberin lachte und berührte mit ihrem Zeigefinger meine Hand. War ich im Märchen von »Hänsel und Gretel« gelandet? Ich glaube, es fühlte sich vielmehr nach »Tausendundeine Nacht« an. Denn die Kraft aus dem dünnen Finger, die braune Haut wie ein straffes Segel darüber gespannt, strömte wie aus einer anderen Welt in mich hinein; sie elektrisierte mich wie ein angenehmer Schüttelfrost von Kopf bis Fuß. Nach diesem fünften Mal ist die Berberin nie mehr aufgetaucht. Ich erinnerte mich an die Quinte, an den fünften Ton der Tonleiter: die Quintessenz!

Berührung

Eine feinsinnige Berührung ergibt sich aus der Resonanz von innen nach außen und von außen nach innen. Dies ist eine Wohltat für alle, ganz besonders für erkrankte und ältere Menschen, die diese Berührungen häufig sehnlichst vermissen: ein warmer Händedruck, ein Streicheln, eine Umarmung – wie viel Zuwendung kann damit ausgedrückt werden. Hinzu gesellen sich dann wie von selbst die mitfühlenden Seelenworte. Man fühlt eine unsichtbare Verbindung, wenn man auf derselben Wellenlänge schwingt und spürt: Da antwortet etwas, und ich kann sein, wie ich bin – auch im Schweigen. »Wenn ein oder zwei in meinem Namen zusammen sind, bin ich mitten unter ihnen«, das sind die Christusworte, die wir in solchen Augenblicken als Wahrheit empfinden.

Frau Meier feiert ihren 83. Geburtstag, sie ist seit einem halben Jahr in dem Wohn- und Pflegeheim zu Gast, wie sie betont. »Zu Gast«, flüstert sie mir zu, »weil ich bald sterben werde. Dann werden mich meine Nieren überschwemmen.« Ich bin sprachlos. Sie nimmt meine linke Hand, mit der ich gerade versuche, meine Wange zu reiben, eine Geste, die mir etwas Zeit verschafft. »Wir sind alle nur zu Gast!« Ihre feine, knochige Hand löst sich mit einem leichten Druck von der meinen.

Die alte Dame kommt regelmäßig in die Gesprächsrunde, die ich seit einem halben Jahr den Seniorinnen und Senioren in der Residenz anbiete. Seit einigen Wochen begleitet sie Herr Burger. Er geht erstaunlich flink an zwei Stöcken und besetzt den Platz neben der Frau, die er zu bewundern scheint. Er lächelt jedes Mal zustimmend nickend, wenn seine Platznachbarin, die in ihrer rosa Bluse und den grauen, straff nach hinten gebundenen Haaren eine jugendliche Frische ausstrahlt, beteuert, wie sehr ihr unser Zusammensein gefällt und wie gut ihr die Gespräche tun.

Als ich mich diesmal von Herrn Burger verabschiede, hält er mich am Ärmel zurück und raunt mir verschmitzt, fast triumphierend zu: »Ich habe mich in Frau Meier verliebt! Wir wollen ein Appartement mit einer Verbindungstüre beziehen. Ich werde der Heimleitung unser Anliegen vorbringen.« An den Türrahmen gelehnt, wartet seine Verehrte auf ihn.

Frau Meier hat ihr Cello wieder hervorgeholt. Lange blieb das kostbare Instrument unangetastet. Jetzt gibt es wieder einen Zuhörer, der andächtig den Klängen der schwierigen Bachsonaten lauscht. Dann träumen beide vom Meer und schwelgen in ihren Erinnerungen: Als wir jung waren … Dann fühlen sie sich in die Zeit versetzt, als sie mit ihren damaligen Ehepartnern und ihren Kindern die schönste Zeit verbrachten. Sie hatten offenbar beide viele Ferienwochen in demselben idyllischen Städtchen Varazze an der ligurischen Küste in Italien verbracht; begegnet sind sie sich dort nie.

Vier Wochen später liegt eine seltsame Stille in dem langen Gang, der zu unserem Gruppenraum führt. Mir fallen die Aquarellbilder auf – die zarten Farben des Himmels, filigrane Wolkengebilde, die Weite des ruhigen Wassers und ein starker Pinselstrich, der den Horizont darstellt. Auf dem letzten Bild, das den Abschluss der hausinternen Bildergalerie darstellt, liegen dunkle Schatten über der tosenden Brandung. Das Meeresblau wird dunkler, erst gräulich, dann schwarz. Dieses Aquarell wirkt bedrückend. Es ist nicht die Dunkelheit des Abgründigen, sondern es ist, als wäre die bange Frage gestellt, was in der Tiefe wohl verborgen sein mag? Als ich genauer hinsehe, entdecke ich das kleine, kaum sichtbare M.

Die Schritte, die immer näher kommen, verursachen einen dumpfen Hall, so wie es in den langen Gängen im Krankenhaus tönt, wenn Besucher die richtige Türe suchen. Es sind die schleppenden Schritte von Herrn Burger und von seinen Stöcken, die ihn stützen. »Warten Sie, bitte ...« – »Sie ist gestern Nacht gestorben.« Er zeigt auf das Schild, das an der gegenüberliegenden Seite der Bilderwand hängt: »Ruhezimmer«. – »Lassen Sie uns hineingehen, die andern wissen es noch nicht.« Frau Meier liegt da wie schlafend. Lachsfarbene Rosenblüten liegen auf ihrer Bettdecke, und Rosenblätter umrahmen ihre Silberhaare. »Sie schläft«, murmelt Herr Burger immer wieder, und Tränen tropfen auf seine Hände, die beide Stöcke umklammern, um dann mit der linken Hand zärtlich den Arm der Verstorbenen zu berühren. »Bitte beten Sie mit mir!«

»Martha ist letzte Nacht an Nierenversagen gestorben«, erzählt Friedrich Burger den anderen Gruppenteilnehmern, nickt, nimmt seine Stöcke und geht. Einige weinen; auf ihre Bitte hin lese ich das Gedicht von Hermann Hesse »Die Stufen«, das ich für heute mitgenommen hatte.

Carpe diem

»Des Menschen Seele gleicht dem Wasser:
Vom Himmel kommt es,
Zum Himmel steigt es,
Und wieder nieder zur Erde muss es.
Ewig wechselnd.«

JOHANN WOLFGANG VON GOETHE

»Pflücke den Tag ...« Um die Schönheit der Momente wahrnehmen zu können, auch die heiteren, merkwürdigen, völlig
unerwarteten, wie die verwirrenden und anstrengenden,
brauchen wir Herzenswärme und die Kraft, jeden Tag neu
willkommen zu heißen. Dies beinhaltet, den Menschen dort
abzuholen, wo er steht. Und dies täglich aufs Neue ... Das
»Carpe diem« im Alphabet der Seelensprache macht das
Kontinuum des Lebens bewusst, das sich von Augenblick zu
Augenblick aneinanderreiht und wie jeder Fluss in den großen
Ozean des Lebens strömt.

Es ist ein warmer Sommertag, das Gewitter der letzten Nacht
hat die Luft erfrischt. Die wenigen Geschäfte in dem kleinen
Bergdorf sind über Mittag geschlossen. Nur in dem kleinen Straßencafé herrscht lebendiges Treiben. Dort treffen sich regelmä-

ßig die Einheimischen – eine kleine Gemeinschaft von tatkräftigen Männern, die lautstark über die Wetterlage diskutieren. Als ein Bauer, offenbar mit seinem Enkel auf dem Traktor mit frischem Heu die holprige Straße entlangtuckert, grüßen einige hemdsärmelige Männer mit einer kurzen Geste und kommentieren: »Das ist der Franz mit dem Florian, ein toller Bub!«

Auf den typischen Holzstühlen dieser Region mit einer kunstvoll bemalten Lehne sitzen zwei ältere Herren; der eine spricht laut und wild gestikulierend. Dabei nimmt er sein Glas in die rechte Hand, und jedes Mal, wenn er sein Mittagsbier an die Lippen bringt, setzt er es mit einem energischen Ruck und einem erneuten Redeschwall wieder ab. Sein Gegenüber zupft an seinen Hosenträgern und hört aufmerksam und freundlich zu. Ein Dritter bahnt sich mit kurzen, schlurfenden Schritten den Weg durch die Tische. Sein Körper ist weit nach vorne gebeugt, der eine Arm ist gelähmt, er geht am Stock. Die wenigen Meter durch die runden Holztischchen, die nur wenig Platz lassen, bis zu seinem Ziel, der Eckbank, beanspruchen seine volle Konzentration. »Es ist wichtig, dass du dabei bist!«, begrüßen ihn seine Freunde. Der Angesprochene lässt sich auf den noch freien Stuhl fallen, lächelt, lehnt sich zurück und schaukelt zufrieden seinen Stock hin und her.

Die Sonne leuchtet durch die Wolken und verheißt einen weiteren, schönen Sommertag.

Demut

»Die Sonne tönt nach alter Weise
In Brudersphären Wettgesang,
Und ihre vorgeschriebene Reise
Vollendet sie mit Donnergang.
Ihr Anblick gibt den Engeln Stärke,
Wenn keiner sie ergründen mag;
Die unbegreiflich hohen Werke
Sind herrlich wie am ersten Tag.«

JOHANN WOLFGANG VON GOETHE

Demut ist in der heutigen Zeit ein schwieriger Begriff geworden, der durch die konfessionelle Kirchengeschichte zu einem einseitigen Verständnis fragloser Unterwerfung führte. Hinzu kommt, dass wir von klein auf trainiert werden, unseren Vorteil zu suchen. Wir sind in der Frage geübt: »Was bringt mir dieser Kontakt? Bringt mir diese Begegnung einen Vorteil für meine Karriere?« Demut erfordert demnach ein Umdenken: Wir sollten sie modernisieren und aus dem verstaubten Gefängnis der Untertänigkeit befreien. Devot zu dienen, bedeutet ja nichts anderes, als einer Obrigkeit zu gehorchen, an die man die Selbstermächtigung delegiert. Demut als zeitgemäße Tugend zu erleben, gibt der Seelensprache einen nährenden Boden unter die Füße: Nämlich den Mut zum *Du,* den Mut zum göttlichen Funken in jedem Menschen und zur Welt. Im Wort Mut ist »muot«, das in der Seele aktive Gemüt, verborgen. Das »Gemüthafte und Gemütliche« vermitteln ein wohliges Gefühl, das Gefühl der Zugehörigkeit. Die innere Haltung echter Demut öffnet die Seele.

Der Kosmos galt als der Inbegriff des Schweigens. Man blieb bei der Überzeugung, dass kein Klang aus den unendlichen Weiten zu uns dringen könne. Wer damals von den Harmonien der Sphären sprach – von der »Harmonia mundi«, wie Pythagoras im 8. Jahrhundert, oder von der »Harmonie der Welt«, wie Johannes Kepler im 17. Jahrhundert –, der wurde allenfalls metaphorisch verstanden. Erst heute wissen wir, es ist wörtlich zu nehmen.

Wie würde Demut wohl erklingen, wenn man ihrem Klang lauschen würde? Heute wissen wir, dass der Kosmos voller Klänge und Rhythmen ist. Diese großartige Entdeckung verdanken wir der Radioteleskopie, mit der eine ganz neue Dimension des Universums enthüllt wurde. Die Tiefe des Kosmos ertönt lautstark. Die Geräusche verändern sich ganz plötzlich durch molekulare und atomare Energie explodierender Gase, die zum Beispiel von neugeborenen Sternen entstehen. Aber auch der riesige, majestätische Planet Jupiter, der in der Astrologie für die optimale Entfaltung steht, produziert ganz besondere Klänge, die wie riesige, schnelle Seufzer – wie das intensive Rauschen einer fernen Brandung tönen – wahrhaftige Stürme. Vielleicht könnte man dem geflügelten Gott Merkur die Demut zuordnen, dem großen Vermittler, der unauffällig Begegnungen sucht, die ordnend und zusammen mit der Venus sozial und harmonisierend wirken?

Dies könnte eine Einladung sein, auch Demut wörtlich zu nehmen, als Mut zu einer sozialen, herzlichen Kommunikation, die auf Scheinheiligkeit und machtvolles »Den Anderen klein machen müssen« verzichtet.

Ergebenheit

»Die Blätter fallen, fallen wie von weit,
Als welkten in den Himmeln ferne Gärten;
Sie fallen mit verneinender Gebärde.
Und in den Nächsten fällt die schwere Erde
Aus allen Sternen in die Einsamkeit.
Wir alle fallen. Diese Hand da fällt.
Und sieh dir andre an; es ist in allen.
Und doch ist Einer, welcher dieses Fallen
Unendlich sanft in seinen Händen hält.«

RAINER MARIA RILKE

Ergebenheit bedeutet geschehen lassen. Es offenbart sich in dem Augenblick, in dem der Kopf nicht mehr weiter weiß und bereit ist, sich dies einzugestehen, was nicht so ohne weiteres gelingt. Das intellektuelle Denken weiß meist sehr genau, was toleriert werden kann und was nicht, was machbar ist und was nicht. Es gibt kein Argument für Ergebenheit, das der Kopf tolerieren könnte.

Manchmal sind es glückliche oder unglückliche Zufälle, die den Menschen in die Ergebenheit eintauchen lassen: Sei es bei der Geburt eines Kindes oder beim Tod eines geliebten Menschen.

Aus den Gefühlen, denen es buchstäblich die Sprache verschlägt, steigen Botschaften aus einer völlig anderen Quelle auf.

Die Impulse bilden sich zu Erkenntnissen, die sich gut anfühlen: Freude oder Trauer, Lachen oder Weinen lassen einen Raum der Heiligkeit entstehen, so als würde man einen sakralen Raum betreten, in dem man wie von selbst leise auftritt, die Stimme senkt und dem Klang der Stille lauscht.

Ergebenheit – die vergessene Zeit – schwingt im Rhythmus des Lebens, der Taktstock ist zur Seite gelegt. Alle Gefühle haben Platz: die Erfolge oder das Scheitern, die Verluste, die Kränkungen, die groben Ungerechtigkeiten und das Glück der heiteren Stunden. Die Fülle eines gelebten Lebens mit vielfältigen, farbigen Erinnerungen, mit dem, was man gemeistert hat oder was man hätte anders machen können: Wenn man das gewusst hätte …

Es zeigt sich, wann man gemogelt hat und wann man sich selber treu geblieben ist. In der Gegenwart der Ergebenheit werden Erinnerungen zu einer Kostbarkeit, weil man sie (endlich) wertfreier betrachten kann und der Lebenshumor wie Phönix aus der Asche aufersteht.

Jeder Mensch hat seinen eigenen Rhythmus, der sich im Laufe eines Lebens verändert: Geburt, Kindheit, Pubertät, Adoleszenz, Erwachsensein, älter werden und alt sein, mit der Endlichkeit vor Augen. Die Stimmung der Ergebenheit ist ein Gottesgefühl, ein Vertrauen in das, was nicht in unseren Händen liegt.

Freiwilligkeit

»... Erscheine, lösend Seelenrätsel,
Des Weltendenkens Sicherheit,
Versammelnd seiner Strahlen Macht,
Im Menschenherzen Liebe weckend.

RUDOLF STEINER

Freiwilligkeit ist eine Einladung, die gewohnten Gleise aus einer neuen Perspektive zu betrachten. Denn das freiwillige Einwilligen ist eine Entdeckungsreise: ein Abenteuer, sich den Lebensrätseln, die sich bewegen, entwickeln und wieder an Bedeutung verlieren, zu stellen und sie zu entschlüsseln – immer wieder neu. Freiwilligkeit reift im Lebenslauf heran so wie die sich verändernden Jahreszeiten, die erst in ständiger Wechselwirkung ein Ganzes werden: der aufkeimende Frühling, das Leuchten des Sommers, die fruchtbare Ernte im Herbst und die Seelenruhe des Winters.

Manchmal schwebt man auf »Wolke 7« und erlebt, dass über den Wolken die Seligkeit grenzenlos ist ... Sich vogelfrei zu fühlen, sind Sternstunden des Lebens. In solchen Momenten erblüht die Freiwilligkeit: Das Freiheitsgefühl beschwingt, und der Wille gesellt sich gerne freiwillig dazu. Die Lust auf Leben vermittelt Lebensfreude; sie macht schöpferisch, praktisch einfallsreich und befreit die Gedanken aus den ausgetretenen Pfaden des Alltagstrotts.

Eine andere Facette der Freiwilligkeit ist die des sozialen Engagements. Aus einer inneren Überzeugung heraus entfaltet sich eine Weltanschauung, die aus moralischer Verpflichtung und Notwendigkeit handelt. In diesem Sinne setzen sich überall auf der Welt unzählige Freiwillige für verfolgte Menschen und die Erhaltung ihrer Lebensbedingungen vor Ort ein, häufig unter Gefährdung ihres eigenen Lebens.

»Wenn die Bomben herunterregnen, stürmen die Weißhelme heran.« 3000 Freiwillige, die vor dem Krieg Bäcker, Lehrer oder Verkäufer waren, bergen nach Angriffen in Syrien Überlebende. Jetzt sind sie Feuerwehrleute und Sanitäter und rücken immer dann aus, wenn im syrischen Bürgerkrieg auf die Gebiete der Rebellen Bomben fallen. Oft sind sie die ersten vor Ort, die Verletzte versorgen oder Opfer aus den Trümmern ziehen. Als die Weißhelme 2003 anfingen, ihr Leben zu riskieren, um andere zu retten, bestand ihre Gruppe aus einem Dutzend Freiwilliger. Inzwischen engagieren sich in der Organisation Syria Civil Defense 3000 Menschen. Für viele ist die gefährliche Arbeit – 140 Retter sind bei den Aktionen in den Trümmern bereits ums Leben gekommen – die einzige Möglichkeit mitzuhelfen, um Leben zu retten und zerstörte Infrastrukturen in den Städten wiederaufzubauen. An 96 Stellen im Land sind sie bereits im Einsatz, buddeln verletzte Kinder aus dem Schutt und reparieren Stromleitungen. Für ihren herausragenden Mut, ihr Mitgefühl und ihr humanitäres Engagement wurden sie im Oktober 2016 mit einem der vier Alternativen Nobelpreise der Right Livelihood Award Foundation geehrt. Mit freiwilligem Engagement werden Mut und Mitmenschlichkeit konkret vorgelebt. Und dies nicht nur in den Krisengebieten dieser Welt, sondern auch im Alltag, vor der eigenen Haustüre.

Auf eine ganz persönliche Art wird Freiwilligkeit zu einem unverzichtbaren Wert, wenn es darum geht, Ballast abzuwerfen, um mit leichterem Gepäck in ein neues, noch unbekanntes Leben zu reisen: das freiwillige Einwilligen in eine schwere Lebenssituation, die man nicht gewollt hat und sich auch nicht vorstellen konnte, wenn man selbst oder ein geliebter Mensch erkrankt und sich zum Beispiel mit der Diagnose Demenz konfrontiert sieht. Woran kann man sich halten, wenn der Alltag brüchig wird und das bisher funktionierende Leben ins Wanken gerät? Wie kann es gelingen, in eine erschreckende Diagnose einzuwilligen?

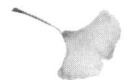

»Demenz muss nicht das Ende sein. Demenz kann auch der Anfang eines anderen, neuen Lebens sein«, lautet die Botschaft der Konferenzdolmetscherin Helga Rohra, die vor acht Jahren als 54-Jährige die Diagnose »Lewy-Body-Demenz« erhielt. Augenblicklich wird der Frau, die jetzt mit einer Diagnose leben muss und sich nicht danach fühlt, klar, dass die Demenz einen wesentlichen Platz in ihrem Leben einnehmen wird, ob sie will oder nicht. Bei der Demenzaktivistin, wie sie sich heute nennt, ist die Erkrankung, neben den Gedächtnislücken und Wortfindungsstörungen, mit Halluzinationen verbunden, in denen Bilder aus ihrer Vergangenheit vor ihrem geistigen Auge rasend schnell wie in einem Film ablaufen, ohne dass sie Zeit hätte, sich ihren Empfindungen hinzugeben. Mit dem Humor, den die Begründerin der Vereins Trotzdemenz e.V. in Deutschland und Preisträgerin des Deutschen Engagement-Preises 2014 immer wieder ihren Ängsten abringt, meint sie: »Es ist mein Leben in einer Symphonie von Mozart bis Grieg.«

Auch wenn das gedankliche Ich-Bewusstsein der von Demenz Erkrankten immer weniger oder gar nicht mehr zugänglich ist, bleiben sie in ihrem Wesenskern das, was sie sind: eine Persönlichkeit mit einer individuellen Biografie, mit einer Seele, die nicht verstummt, und mit einer geistigen Kraft. Interessant ist in diesem Zusammenhang die Nonnenstudie, eine Längsschnittstudie über das Altern und die Faktoren der Alzheimer-Krankheit bei Frauen in den Vereinigten Staaten. 1986 führte der Epidemiologe David Snowdon an der Kentucky-Universität mit 600 amerikanischen Ordensschwestern im Alter zwischen 76 und 107 Jahren der Kongregation der »Armen Schulschwestern von Unserer Lieben Frau« diese Studie durch. Es wurden Labor- und auch psychologische Parameter sowie histologische Schnitte des Gehirns berücksichtigt. In den Archiven der Klöster konnten die Biografien der Teilnehmerinnen und deren geistige Aktivitäten eingesehen und in die Studien miteinbezogen werden. Erstaunliches und auffälliges Ergebnis war die Unabhängigkeit des Gehirnbefunds (multiple Alzheimer-Plaques) von der wiederholt erhobenen intellektuellen Leistungsfähigkeit derselben Personen zu Lebzeiten. Das heißt: Auch Personen, bei denen bei der Sektion stark veränderte Gehirnbefunde festgestellt wurden, konnten bis zu ihrem Tod geistig anspruchsvolle Aufgaben ausführen.

In einer Zeit, in der Solidarität und Zusammenhalt immer mehr verschwinden, werden die Fragen und Aufgaben immer dringlicher: »Wie wollen wir gesellschaftlich und politisch mit Alter und Krankheit, mit den Schwachen in der Mitte in unserer Gesellschaft umgehen?« Im Jahr 2030 soll es allein in Deutschland 1,7 Millionen Betroffene geben, wenn nicht gar mehr. Dabei spielen Worte eine große Rolle, als Schlagzeilen in den Berichterstattungen können sie niederschmetternd für die Betroffenen sein: »Land des Vergessens«, »Sterben auf Raten« oder »Demenz, Ende der Selbstbestimmung«, »Nur noch Gemüse«. Nicht weniger schlimm tönen Vokabeln, die an Kampf und Krieg erinnern: »Die Erkrankung ist auf dem Vormarsch, die Gehirnzellen werden zerstört und ausgelöscht, der tägliche Kampf gegen das Vergessen usw.« In diesem Zusammenhang wird deutlich, dass ein differenziertes Sprachbewusstsein zur Würde des Menschen gehört wie die Luft zum Atmen. Wer der Seelensprache den ihr gebührenden Platz in der Kommunikation einräumt, erkennt den Menschen mit seinen inneren Kraftquellen an.

Das Plädoyer von Helga Rohra ist ein ermutigendes *Ja zum Leben – trotz Demenz*, so der Titel ihres Buches. Sie möchte dazu beitragen, dass wir Demenz nicht nur als Problem ansehen, sondern auch als eine Chance für eine neue Kultur des Zusammenlebens, und dass diese Erkrankung uns lehrt, uns wieder mit unserem innersten menschlichen Kern zu verbinden. Betroffene spüren intuitiv, ob man es ehrlich mit ihnen meint oder nicht. Selbstbewusstsein und Identität hängen unmittelbar mit dem »Ansehen« zusammen.

Helga Rohra, die Botschafterin für ein gutes Leben trotz Demenz, setzt sich weltweit für Betroffene und Angehörige ein. Ihr Credo – »Sieh den Menschen und nicht die Diagnose«. Auf politischen und sozialen Gebieten kämpft sie für Inklusion, für die Teilhabe von den schwächeren Gliedern der Gesellschaft: »Redet nicht über uns, sondern mit uns, um adäquate Lösungen zu finden.« Manchmal fühlt sich die mutige Frau erschöpft, unsicher und möchte am liebsten im Boden versinken: zum Beispiel kurz vor einer Konferenz, wenn sie, wie aus dem Nichts, eine extreme Schwäche überfällt. Dann hilft nur eines – die echte Herzlichkeit der Menschen, der warme Händedruck des Moderators oder eine ruhige Frage aus dem Publikum, wenn sie trotz minutiöser Vorbereitung den Faden verliert. Früher hat Helga Rohra sieben Sprachen fließend gesprochen, heute ist noch Englisch übrig geblieben: »Durch meine hohe Sprachkompetenz ist mein Gehirn gut trainiert und hat eine hohe Speicherkapazität.« Jeder Betroffene behält auch in der Demenz einen Teil seiner früheren Fähigkeiten, sei es ein musikalisches, ein mathematisches oder ein anderes Talent.

Inzwischen bereist Helga Rohra die Welt mit der »Dame Demenz«. Schon als sie mit der Diagnose in der Hand die Arztpraxis verließ, bekam sie diesen hilfreichen Impuls: »Demenz ist nur ein Teil von mir, eine facettenreiche Persönlichkeit, die mich von nun an in meinem Leben begleiten wird.« Sie war entschlossen, die neue Begleiterin, die einen wesentlichen Platz in ihrem Leben einnehmen würde, als Bekannte zu akzeptieren in der Hoffnung, dass sie doch eines Tages Freundinnen werden könnten. »Wenn es gelingt, die Dame Demenz in unser Leben zu integrieren, sind wir wahre Heldinnen und Helden!«

Solange es ihr möglich sein wird, hält die Visionärin in Sachen Demenz Vorträge auf Weltkongressen, sei es in London, Paris, Malta, Bukarest, Thessaloniki oder Toronto, um für die Gedanken- und Gefühlswelten der Menschen mit Demenz einzutreten und für die politischen und sozialen Rechte von Erkrankten und deren Angehörigen zu kämpfen. Drei- bis viermal im Jahr reist sie nach Brüssel, um in der europäischen Arbeitsgruppe der Menschen mit Demenz als Vorsitzende in beratender Funktion tätig zu sein. Es werden ethische Richtlinien erarbeitet, was demenzfreundlich bedeutet oder welche Möglichkeiten der Integration es für Menschen mit Demenz gibt. Damit will sie die Bedürfnisse und Forderungen der erkrankten Menschen formulieren, um diese auf nationaler und europäischer Ebene voranzubringen.

Dass alles im Leben einen Sinn hat, ist die Lebensphilosophie der Frau, die zu den Jungbetroffenen zählt. Das Gottvertrauen in ihr Schicksal hilft ihr, tagtäglich neu einzuwilligen und sich auf die unabänderlichen Veränderungen des Lebens einzulassen. »Ich möchte als vollwertiger Mensch gesehen werden. Ich will mit meinem ganzen Sein dazugehören. Ich möchte Mut machen und beweisen, dass auch ein Leben mit Demenz gelingen kann. Wenn du meine Welt betreten willst, nimm mich so an, wie ich bin, und komm mir entgegen. Bemühe dich um mich, du kannst es. Aber die Brücke musst du bauen. Ich kann es nicht mehr. Begegne mir auf Augenhöhe.«

»Wenn die Zeit kommt,
in der die Worte verblassen,
spricht weiterhin mein Herz.
Ich bin wie du,
nur irgendwie zerbrechlicher.
Ich bin wie du,
nur irgendwie ist jeder Moment wertvoller.
Ich bin wie du,
wir werden beide gehen.«

HELGA ROHRA

Freude

*»Es gibt eine Menge Menschen, aber noch viel mehr
Gesichter, denn jeder hat mehrere.«*

RAINER MARIA RILKE

»Ich habe alles ... und spüre dennoch keine Freude!« Meist zeigt sich die Freude ganz alltäglich, in einem schlichten Kleid. Deshalb wird sie häufig übersehen – man hat im Moment gerade Wichtigeres zu tun. Der Atemzug der Freude verblasst neben den unzähligen Pflichten und Sorgen, zugleich steigt die Sehnsucht nach dem sich »Wieder einmal von Herzen freuen zu können«: unbeschwert, sich selber spürend bis in die Zehenspitzen ...

Freude zu empfinden, gehört in der heutigen Zeit zur beruflichen und persönlichen Erfolgsbilanz, als eine Art Verpflichtung, will man mit gesellschaftlicher Anerkennung rechnen und die Wertigkeit des eigenen Selbst betonen. Und diese Verpflichtung ist ernst zu nehmen: Man gibt sich so viel Mühe, strengt sich an, gibt sein Letztes und versucht, sich gegen das drängende »Zuviel« im Außen zu schützen. Doch vergeblich: Wenn man sich im Modus des Wettbewerbs begegnet und andere wie sich selbst im Hinblick auf die eigene Wettbewerbsfähigkeit bewertet, versandet die echte Freude unter den Bergen der Bilanzen: Wer ist wohl am besten gelaunt? Denn es gilt: Wer sich freut, ist belastbar. Es ist, als könnte die tiefere Freude den hohen Erwartungen, die man an sie stellt, nicht gerecht werden: »Jetzt freue dich endlich mal! Du hast allen Grund dazu. Schließlich — jeder ist seines Glückes Schmied!«

Freude als Kraft auf dem Weg zu Aufbruch und Erneuerung: Es gibt viele heroische Varianten, Freude zu produzieren, sei es durch riskante sportliche Leistung oder durch Happiness-Seminare, die dazu dienen, die Mitarbeiter zu motivieren. Damit wird die Freude ständigen Bewährungsproben ausgesetzt und zugleich der anhaltenden Gefahr, nicht zu gelingen. Denn: Auf dem Freude-Gewinner-Markt wird Freude wie eine käufliche Ware gehandelt. Und dabei wird ihr Ziel, die tragende Kraft der natürlichen Lebensfreude in sich zu spüren, verfehlt. Immer mehr Freude-Verlierer werden sich selbst zur Enttäuschung: »Was machen wir bloß falsch, wenn man überall die strahlenden Gesichter sieht? Liegt es am Geld, am Prestige oder an der Tatsache, dass man älter und schwächer wird?«

Um Freude als innere Quelle zu erfahren, brauchen wir zuerst die innere Entscheidung, nicht aus purer Gewohnheit den Mangel zu fokussieren. Und wir brauchen andere Menschen; Menschen, die sich mit uns freuen können, wenn etwas gelingt. Sich gemeinsam als Opfer einer Erfolgsgesellschaft zu fühlen und unter ihrem Druck zu leiden, scheint jedoch viel einfacher und weniger bedrohlich zu sein, als sich ehrlich mitzufreuen. Es wäre ja doppelte Freude, doch die Verdoppelung kommt gar nicht erst zustande: Die Mitfreude bleibt auf der Strecke, sie scheitert.

Das Wort »scheitern« entstammt der nautischen Welt und geht auf das Zerschellen eines Schiffes zurück, das an einem Felsen zerbirst und in einzelne Holzscheite zerfällt. Das gescheiterte Schiff löst sich in seine Bestandteile auf und ist unwiederbringlich verloren: Man mag dem Anderen zwar seinen Anlass zur Freude gönnen, und doch nagt die Eifersucht, dass man sich selber nicht gegenüber den Konkurrenten durchsetzen konnte und weniger erfolgreich war; dass man sich auch wieder einmal, wie die beste Freundin, richtig verlieben möchte, statt die Abende alleine zu Hause zu verbringen. Oder man beneidet den Anderen um die Seelenruhe und die tiefe Freude des Angekommenseins.

Wenn das »Schiff der Freude« auf Grund gelaufen ist, zeigt sich ihr Gegenpol: die Melancholie. Sie stellt alles dramatisch in Frage und zeigt auf, dass in verschiedenen Lebensbereichen die Handlungsmöglichkeiten fehlen. Die Erkenntnis, dass Freude nicht unbedingt von äußeren Gegebenheiten abhängt, entfaltet sich jedoch im Bewusstsein eines Menschen sehr oft gerade dann, wenn nicht mehr alles »rund läuft«. Dann blitzt in der Seele, meist völlig unerwartet, eine Heiterkeit auf, die ein Lächeln auf das vorher angespannte Gesicht zaubert. Sie befreit aus der Sinndimension des äußeren Handelns und damit vom »Scheitern am Scheitern«. Der eigene Verlust an Lebensfreude wird durch einen natürlichen Humor geheilt, und die Mitfreude stellt sich wie von selber ein. Das Trennende der negativen Gefühle löst sich wie der frühmorgendliche Nebel auf. Freude, die in diesem Sinne die Seele erhellt, zeigt sich fernab von Erfolg oder Misserfolg. Sie gehorcht keiner Autorität. Damit ist sie eine Verbündete des erholsamen Schlafs, den man ebenso wenig auf Befehl herbeirufen kann, gerade dann, wenn man seiner am nötigsten bedarf.

Echte Freude ist eher mit der zartblauen Wegwarte verwandt, die am Wegesrand darauf wartet, entdeckt zu werden. Freude sehen, sich selber freuen, Freude mit Worten und der inneren Haltung vermitteln und sich gemeinsam freuen: Dann nimmt die Freude ihre große Schwester, die Dankbarkeit, an die Hand.

Gelassenheit

Gelassenheit birgt ein Geheimnis im Wort selber: Die Vorsilbe »Ge« bedeutet gebündelte Energie. Es geht um ein »gebündeltes« Lassen: Loslassen, Freilassen und Seinlassen. Gelassenheit bedeutet auch Souveränität – eine Fähigkeit, die Tatsachen des Lebens wahrzunehmen, sie aufmerksam zu beobachten und dem inneren Drang zu widerstehen, immer und überall die »Finger drin haben zu müssen«. Die Gegebenheiten anzunehmen und nicht immer »mitmischen« zu wollen, stärkt die Persönlichkeit und bildet die »Ecken und Kanten« einer Individualität, die gerne und vor allen Dingen gelassen das, was sich im Leben zeigt, gestaltet.

Weshalb ist es nur so schwer, gelassen zu sein? Im Unbewussten tummeln sich zahlreiche Gegenspieler der echten Gelassenheit, die Störenfriede, die als suggestive Überzeugungen unsere Persönlichkeit bestimmen. Kritiker, Perfektionisten, Saboteure, Verführer, Kobolde etc. treiben das »Hamsterrad« an, aus dem man sich nur schwerlich befreien kann, ganz besonders in schwierigen Lebenssituationen. Wie schmerzvoll es sein kann, von der eigenen vermeintlichen »Grenzenlosigkeit« Abschied nehmen zu müssen, spürt man in verschiedenen Situationen, vor allem seit der Imperativ, »gesund, jugendlich und fit« bis ins hohe Alter zu sein, eine allgemeine Kulturbedeutung angenommen hat. Wie soll jemand angesichts dieser Tatsache gelassen bleiben?

Mit Verlusterlebnissen bewusst umzugehen, damit sie ein Teil der eigenen Biografie werden, ist eine innere Initiative. Sie schafft den Boden, auf dem sich Gelassenheit entfalten kann. Wenn sich Beziehungen verändern, der Körper schwächer und das Tempo langsamer wird, braucht es eine neue, gelassene Sichtweise, um das Leben meistern zu können. Ganz besonders dann, wenn eine schwere, unheilbare Krankheit den Menschen trifft wie zum Beispiel eine Demenz, die hohe Anforderungen an alle Beteiligten stellt.

Das Abschiednehmen von der Persönlichkeit, die man liebt, ist schmerzvoll: Die Kommunikation verändert sich, das »gewohnte Miteinander« schwindet immer mehr, manchmal schleichend oder ganz plötzlich. Der an Demenz Erkrankte ist noch hier, aber ein Teil von ihm ist immer weniger erreichbar. Die Familientherapeutin Pauline Boss – eine Amerikanerin mit Schweizer Wurzeln – hat zunächst mit Angehörigen von Verschollenen gearbeitet, die nie aufgefunden wurden und von denen man sich nicht verabschieden konnte. Aufgrund ihres Engagements wurde ihr die Tatsache eines nicht verarbeiteten Verlustes bewusst: Sie prägte den Begriff »ambiguous loss«: ein uneindeutiger, nicht einzuordnender, unklarer Verlust, der schleichend beginnt und kein eindeutiges Ende hat. Der Begriff lässt sich kaum ins Deutsche übersetzen, und genauso komplex ist der Verlust, der tagtäglich wie auf einer Schaukel zwischen glücklichen Momenten, Wut und Trauer hin und her schwingt. Die Schaukel in der Mitte anzuhalten, das heißt, sich selber wieder ins Lot zu bringen, scheint mit den ambivalenten Gefühlen, die einen unablässig plagen, schier unmöglich. Statt sich zu sehr anzustrengen, ermuntert Boss, deren geliebte Freundin an Demenz erkrankte, alle Gefühle rauszulassen: »Es ist normal, dass im Umgang mit einer demenzerkrankten Person Wut- und Schuldgefühle auftauchen. Es ist normal, wenn jemand denkt, dass es doch bitte endlich vorbei sein möge ... Doch wenn die negativen Gefühle zu stark werden, ist es an der Zeit, Hilfe im Gespräch zu suchen.« Nur, bei wem? Schwerwiegend ist häufig die Tatsache, dass die Umwelt, sogar die nächsten Freunde, diesen Teil der Demenz kaum wahrnehmen: Angehörige fühlen sich einsam, hilflos und unsicher. Missverständnisse tauchen erstaunlicherweise gerade mit nahestehenden Menschen auf. Von außen betrachtet, ist die Lage unfassbar, sie macht sprachlos, und die schlimme Situation der Angehörigen kann kaum nachvollzogen werden. In diesem Zusammenhang wird einem schmerzlich bewusst, dass sich die Zeiten tatsächlich drastisch verändert haben. Wir haben wenig oder gar keine Zeit: »Tut mir leid. Ich habe keine Zeit, nimm ein Taxi, ich gebe die Hälfte dazu.« Immerhin das, und man kann es ja auch gut verstehen. Die emotionale Verletzung trifft jedoch tiefer, nämlich dass die Ruhe zum wirklich Zuhören nicht mehr da ist: Zum Schweigen kann man jemanden bringen, aber zum Zuhören kann man ihn nicht zwingen.

»Schenke mir dein Ohr … und wir beide erhaschen den Rockzipfel der Gelassenheit.« In ihrem Buch *Da und doch so fern* setzt sich die emeritierte Professorin der University of Minnesota und Gastprofessorin an der Medical Harvard School besonders für Angehörige und Pflegende von Demenzerkrankten ein: Sie sollten nicht als Angehörige von kranken Menschen abgestempelt und darauf reduziert werden, sondern als begleitende Persönlichkeiten mit eigenen Bedürfnissen, Visionen und Träumen. Diese Träume dürfen nicht aufgegeben werden, sie müssen geträumt, wenn auch vielleicht aufgeschoben werden. Pauline Boss windet echter Gelassenheit ein Kränzchen: »Suchen Sie Hilfe, die über die eigene Familie hinausgeht. Es gibt neben der professionellen Hilfe auch Wahlfamilien.« Statt Eindeutigkeit zu suchen, kann man die Uneindeutigkeit immer gelassener als Tatsache annehmen genauso wie eine liebevolle Umarmung, ein Glücksmoment, der in der Seele der Beteiligten wie eine Sternschnuppe landet – Sinnbild für einen Wunsch, den man niemandem verrät.

Heimat

Wie trösten wir einen Menschen, der seine Heimat verloren hat? »Es wird schon ... Jetzt heißt es, vorwärts schauen. Heimat kann man überall finden ...« Diese gut gemeinten Worte sollen beruhigen und bewirken wohl meist das Gegenteil, denn sie fallen unbedacht.

»Jede Katastrophe der Entmenschlichung in der Geschichte begann mit der Entmenschlichung der Sprache«, mahnt der israelische Autor und Friedensaktivist Amoz Oz. Der Ort, an dem man sich zu Hause fühlt, vermittelt ein Heimatgefühl. Die Dörfer, die Städte, ja, ein ganzes Land werden zu »heiligen Orten«, für die es sich zu kämpfen lohnt. Sollten wir uns nicht zuallererst für das wirklich Heilige, das menschliche Leben, egal wo auf der Welt, stark machen? Damit könnten wir Heimat – etymologisch mit dem Wort Himmel verwandt – bewusster in uns erschaffen und dieses Empfinden den Heimatlosen dieser Welt weitergeben.

Die Bäuerin streift ihre rechte Hand an der Schürze ab und streckt den kleinen Finger dem Nachbarn hin, der sich mit der einen Hand auf seinen Spaten stützt und mit der anderen seine Nachbarin begrüßt. Es ist Zeit für einen kurzen Schwatz über den gemeinsamen Gartenzaun, der die beiden Grundstücke trennt, einer aus Holz, den sie gemeinsam gebaut haben. Per Handschlag wurde vereinbart, die Kosten zu teilen. Ein idyllisches Bild, das Heimatgefühl vermittelt. Es verströmt förmlich den Duft von guter Erde, die noch beackert wird; von den »Nebenbei-Gesprächen« über das Wetter, die eigene Befindlichkeit und die schwierige Weltlage. Das »Auf Wiedersehen« vermittelt Geborgenheit; morgen oder übermorgen werden wir uns wieder über dies und das, und alles über den Zaun hinweg, unterhalten.

Wie es auch mit einem Lächeln und einem Lied gelingen kann, ein Gefühl von Heimat zu vermitteln, erzählt der Schweizer Liedermacher Linard Bardill: »Wenn in Jerusalem Frieden sei, sagte der Taxichauffeur, der uns nach Bethlehem ins Baby Hospital fuhr, dann sei auf der ganzen Welt Frieden. Ja, wie es denn diesen Frieden geben soll, fragte ich den Taxifahrer? Er hat nur mit den Schultern gezuckt. Was ich dabei gemerkt habe: Sobald man Stellung bezieht und der einen oder anderen Seite Recht oder Unrecht gibt, ist man schon verloren, dann wird man Teil des Krieges, und es bleibt einem nur noch das Mitstreiten oder die Verzweiflung. Und mit beidem hilft man niemandem wirklich.

Mein Freund Walti, der mitgekommen ist, meinte, es gäbe nur eines: Man müsse diese unglaubliche Zerrissenheit des Heiligen Landes in sich hineinnehmen und bei sich selber lösen. Alles andere würde den Konflikt und die Ausweglosigkeit nur noch verschlimmern. Manchmal weiß ich nicht mehr, was ich sagen soll, wenn Walti etwas sagt. Und dann sagt Walti, wenn man gar nichts zu sagen weiß, dann ist es gut, wenn man schweigt.

Und das heilige Elend ist mir im Herz und im Kopf ›herumgetrollt‹, und ich habe gemerkt, dass mir das Herz auch etwas anderes sagt als der Kopf. Gib nicht auf, vertraue, träume und getraue dich, sagte das Herz. Der Kopf schüttelte sich nur und hat 42 Argumente gebracht, weshalb da nun wirklich Hopfen und Malz verloren ist.

Ich habe diese Argumente genommen und dem Herzen übergeben, dann habe ich die Mutter angelächelt und ihrem Kind das Lied vom Sonnenstrahl gesungen. Das ist nicht extrem effizient – zugegeben – und politisch auch nicht der ›Hammer‹, aber mehr wert als Verzweiflung, Anklage und Hoffnungslosigkeit ist ein Lächeln und ein Lied dann immer noch lange.«

Ideale

»Und war es endlich dir gelungen,
Und bist du vom Gefühl durchdrungen:
Was fruchtbar ist, allein ist wahr –
Du prüfst das allgemeine Walten,
Es wird nach seiner Weise schalten;
Geselle dich zur kleinsten Schar!«

JOHANN WOLFGANG VON GOETHE

Ideen, die im Himmel geboren sind, werden zu Idealen, wenn sie von Menschen verwirklicht werden. Menschen mit Idealen sind Heiler. Sie glauben an das Gute im Menschen. Die Ausstrahlung, die von ihnen ausgeht, leuchtet in die Welt. Solche Menschen werden zu Vorbildern: Sie sind Visionäre und Pragmatiker, Pioniere in Sachen Menschlichkeit.

Eines der größten Ideale der Menschheitsgeschichte ist, endlich Frieden zu schließen und damit dem Wahnsinn der Rache und Vergeltung die Stirn zu bieten. Wenn es gelingt, dann kommt es einem Wunder gleich. Es geschieht in einer »Zeit-Freiheit«, wie es der Philosoph und Denker Jean Gebser, nennt. Dies würde bedeuten, dass man außerhalb der Zeit, die antreibt und in der das Gesetz ständiger Wiederholung regiert, zur Ruhe kommt, um dem inneren Unfrieden Einhalt gebieten zu können.

Dem Ideal des Friedens näherzukommen, beginnt mit der Freundschaft – zuerst mit sich selbst – einer Freundschaft, die das Leben verändert: fähig werden zu echter Kritik, sich gelegentlich entwurzelt fühlen und immer wieder die Schwelle in ein verlässliches Zuhause überschreiten. Der Philosoph Seneca hält in seinen *Briefen an Lucilius* fest: »Zum Schluss will ich dir noch ein Wort weitergeben, das mir heute bei Hekaton Freude gemacht hat. Du fragst, welchen Fortschritt ich gemacht habe. Ich habe angefangen, mir ein Freund zu sein. Bleib dir dessen allezeit bewusst – dieser Freund ist für alle zu haben.«

Die innere Freundin oder den inneren Freund zu entdecken, ist tatsächlich eine große Freude. Man spürt, dass man nicht mehr alleine ist im Sein. Man spricht von einem »zweiten Ich« und meint damit eine geistige Instanz im Menschen – den göttlichen Funken. Doch wie gut verträgt man sich mit sich selber? Schafft man es, mit sich selber »ein Herz und eine Seele« zu sein? In seinen Altersbriefen kommt Seneca nochmals darauf zurück: »Es ist erfreulich, solange wie möglich mit sich selbst zusammenzusein, wenn du dich zu einem Menschen gebildet hast, der es wert ist, dass du seine Gesellschaft genießt.«

Den Mut zur Lebendigkeit – einen starken Lebenswillen und eine große Liebeskraft – entdeckte ich während meines Psychologiestudiums in den Biografien der Friedensnobelpreisträgerinnen. Sie waren und sind für mich »Frauen mit Idealen«. Ihre Lebensgeschichten sind einzigartige Vorbilder, die ermutigen: »Ja, zur Güte gehört Stärke … In der allgemeinen Auffassung sind gut und schwach fast identische Begriffe. Aber man wird es noch begreifen lernen, dass es Genies und Helden der Güte geben kann, und dass die Welt heute solche Helden braucht.« Diese Worte von Bertha von Suttner, der ersten Friedensnobelpreisträgerin (1905), sind aktueller denn je. Sie ist es auch die »vom Edelmenschen spricht, der den Frieden will … «

Die Friedensnobelpreisträgerinnen haben ihre Ziele mit dem Herzen gewählt, mit einem inneren Engagement, das durch keinen Misserfolg in seinen Grundfesten zu erschüttern war. Sie setzten das, von dem sie überzeugt waren, mit starkem, geschicktem, unbeirrbarem und vor allen Dingen liebendem Willen um. Woher nahmen sie die unerschütterliche Zuversicht angesichts persönlicher Bedrohung, Verfolgung oder Entwürdigung?

Die Biografien der Menschen, die für ihre Ideale einstehen und sie auch unter schwersten Bedingungen umsetzen, zeigen, dass es zuerst eine innere Motivation braucht, mehr noch eine geistige Kraft, die erkennt, wählt und handelt. In unserer Kultur steht der Wille an erster Stelle, er hat die Führung: »Wo ein Wille ist, ist ein Weg …« – »Du musst nur wollen …« Der Wille ist vernünftig, klar auf ein Ziel gerichtet; er weiß, was er tut, oder meint es zumindest.

Die Liebe hingegen, die Unvernünftige, ist leidenschaftlich, überraschend und nicht berechenbar. Dass die beiden stärksten Lebenskräfte, Liebe und Wille, sich aneinander reiben, ist naheliegend, denn sie funktionieren völlig anders: Die Liebe vertritt die inneren Werte und der Wille die Welt, in der man die Größe des Koffers genau messen und die Farbe je nach Wunsch bestimmen kann.

»Der intuitive Geist ist eine heilige Gabe. Der rationale Geist ist ein treuer Diener … Und wir haben eine Gesellschaft kreiert, die den Diener ehrt, aber die Gabe vergessen hat«, mahnte Albert Einstein.

Herz und Verstand, Liebe und Wille haben es schwer miteinander, weil der Kopf häufig etwas anderes gebietet, als das Herz fühlt. Aus meiner eigenen Erfahrung ließ es mir keine Ruhe, dass der Wille über die Liebe bestimmt, und die Liebe tapfer leidet und geduldig erträgt: Der Wille allein kann grausam und zerstörerisch sein, und die Liebe ohne den Willen kann sich nicht durchsetzen. Meine Thesis *Lovewill* (Antioch University, Ohio, USA) widmete ich diesem Thema und entwickelte den Begriff »LiebeWille«: Die Entwicklungsgeschichte der Liebe und des Willens und was dazu führte, dass sie, besonders in unserer westlichen Kultur, voneinander getrennt sind, wurde zum zentralen Thema meiner Forschungen.

Die Liebe wurde der Frau zugeschrieben und der Wille dem Mann. Im Matriarchat gab es die symbiotischen Strukturen der Liebe, in denen das Individuum noch nicht von Bedeutung war. Im Patriarchat wurden Liebe und Wille mit einer gewissen Vehemenz voneinander getrennt, indem die männlichen Helden die Willenskräfte für sich alleine in Anspruch nahmen und die weiblichen, sehnsüchtigen Eigenschaften der Liebe zugeordnet wurden. Damit wurde zementiert, dass der Wille erobert, allein in den Kampf zieht und siegreich in den Armen seiner Geliebten, der Liebenden, ausruht. Die Liebe gilt bis heute nicht als gleichberechtigt.

Liebe und Wille, die bedeutungsvollsten Lebenskräfte im Menschen, sind im Ursprung eine Einheit. Weshalb sie in unserer Kultur getrennt wurden, ist eine Frage, die (noch) nicht vollständig beantwortet wurde. Es könnte sein, dass wir in der Entwicklung noch nicht so weit waren, dass wir den ganzheitlichen Menschen leben und erkennen konnten und damit ein Bewusstsein für die männlichen und weiblichen Wesensanteile entwickeln, um diese integrieren zu können. Es könnten auch Missverständnisse sein, die wie alle Missverständnisse von den Stärkeren zum Vorteil des eigenen Nutzens eingesetzt wurden und weiterhin werden. Es gibt zum Beispiel die Aussage, dass die Paradiesgeschichte das patriarchale Weltbild geprägt haben soll, weil Genesis 3 besagt: »Die Frau solle dem Mann untertan sein«, wobei es in der ersten Schöpfungsgeschichte Genesis 1 heißt: »Gott schuf den Menschen, als Mann und als Frau schuf er ihn.« Es wäre auch möglich, dass es erst in der heutigen Epoche möglich wird, die Abspaltung vom Göttlich-Geistigen in seiner ganzen Tragweite zu erkennen, um bewusst mit Liebe und Wille das in Einklang zu bringen, was zusammengehört: das Seelisch-Geistige und das Irdische.

»Ich will, dass du einsiehst, dass wir planen müssen …« Die Willensenergie sucht Lösungen im Außen. Man ist nicht im Jetzt, sondern denkt an Morgen und Übermorgen – die Liebe zieht sich zurück. Doch ohne Liebe haben die Handlungen keine Tiefe, und ohne Willen wird die Liebe sentimental. »Liebe Wille« als schöpferische Lebensenergie zu aktivieren und im Seelisch-Geistigen zu vertiefen, leitet einen tiefgreifenden Wandel ein: Die Liebe führt und der Wille führt das Gewählte aus.

Wenn man eine Wahl zu treffen hat, dann braucht es zuerst eine Liebesbeziehung zu dem Projekt, welches man verwirklichen will. Das Herz gibt die Sicherheit einer inneren Verbindlichkeit, der Verstand überprüft die Realitätstauglichkeit, und der Wille führt das aus, was angebracht ist. Dies bedeutet nicht unbedingt, dass man sich für ein in der Öffentlichkeit anerkanntes Ideal einsetzt, zum Beispiel das Ideal eines guten Menschen. Dies könnte nur ein Wunsch sein, eine Geschichte, die man sich selber gerne erzählt. »Mir liegt das Schicksal der armen Menschen so sehr am Herzen. Also werde ich mein Leben dem Kampf für die Belange der Armen widmen.« Das eigene Selbstbild, das man sich aufgebaut hat, kommt auf den Prüfstand: »Wahrscheinlich wäre es eine Fehlentscheidung, würde man es tatsächlich tun, wenn man sich der Konsequenzen nicht voll und realitätsnah bewusst ist. Die Stärke der bewussten Herzenswahl liegt darin, dass man das eigene Selbst formt und gestaltet, indem man sich ehrlich fragt: Wer will und kann ich wirklich sein? Dies ist eine Frage, die jeder nur für sich selbst beantworten kann.

Die Qualitäten Liebe und Wille in sich selbst zu verbinden, ist ein interessanter Prozess, der sich auf allen Ebenen von Körper, Seele und Geist vollzieht. Mit der Liebe wird der Wille schöpferisch. Mit einer Wahl und Handlung, bei der die Liebe zur Sache wahrhaftig ist und der Wille authentisch, muss man nichts beweisen. Man lässt es nicht mehr zu, dass Andere die Geschichte des eigenen Lebens schreiben.

Ja zum Leben

»... Bewahre mich vor der Angst,
Ich könnte das Leben versäumen,
Gib mir nicht, was ich mir wünsche,
sondern was ich brauche.
Lehre mich die Kunst der kleinen Schritte!«

ANTOINE DE SAINT-EXUPÉRY

Das Geheimnisvolle in jeder Biografie ist der Wandel, mit dem ein aufregender Streifzug durch das Leben beginnt. Vor den guten Antworten stehen allerdings die besseren Fragen, um zu jenen schicksalhaften Zusammenhängen vorzudringen, die uns die Welt erfahren lassen. Offenheit und Staunen ermöglichen es, die verborgenen Zeichen und die feinen Spuren zu lesen, die jede menschliche Biografie einzigartig machen. Persönliche Grenzen werden nicht mehr als Gefängnis, sondern als Einladungen wahrgenommen, um die seelisch-geistigen Lebensprozesse tiefer zu verstehen und zu gestalten. Das Ja zur eigenen Biografie und zum Schicksalsweg anderer Menschen öffnet die Türen zu tieferen Beziehungen. Man wird toleranter und großzügiger, weil die eigenen Stärken und Schwächen erkannt und akzeptiert werden. Die Welt, in der wir leben, muss nicht mehr durch abstrakte Definitionen festgehalten werden, sondern mit dem »Ja – ich will leben« im Gepäck, ergründet man den eigenen goldenen Schicksalsfaden.

Unmerklich wie ein Dieb in der Nacht schleicht sich etwas völlig Unerwartetes ein: Eine Partnerschaft zerbricht, eine Krankheit erschwert das bisherige Alltagsleben, oder ein Unfall wirft den Menschen aus der Bahn. Man bäumt sich auf – zwischen unendlicher Trauer und unbändiger Wut. Das zuversichtliche »Ja zum Leben« ist zutiefst erschüttert. »Was soll das Ganze?« Es gibt keine plausible Antwort, und ganz heimlich würde man am liebsten gar nicht mehr leben, denn dann wäre endlich alles vorbei.

Vielleicht baut man aus Verzweiflung eine unbewusste innere Härte auf: »Nur nicht weinen. Sich zusammenreißen, damit nicht alles ›den Bach runtergeht‹.« Der Widerstand gegen das, was einem das Leben antut, gibt anfangs Halt, doch er engt auch ein, und er ist anstrengend. Gesteht man sich den Widerstand ein, ohne sich selber klein zu machen, dann entwickelt sich ganz allmählich ein leises Ja zu sich selbst und ein Ja zum Leben.

Zu jedem bewussten Ja gehört ein Nein von hoher Qualität – eine Kraft, die im Schatten unbewusster Ja-Sager häufig missverstanden wird. »Wie kannst du etwas ablehnen, was du gar nicht genau kennst? Wieso mischt du dich in die Angelegenheiten ein, von denen du keine Ahnung hast?«

Wenn politische oder wirtschaftliche Machthaber die Forderungen, die an sie gestellt werden, mit einem dezidierten Nein aus der Welt schaffen, wird dies als Stärke ausgelegt. Dieser Mensch hat Rückgrat und äußert wenigstens seine Meinung. Im Persönlichen hingegen wird ein Nein häufig als emotionale Verletzung und Ablehnung empfunden. Und das ist das Letzte, was man wollen würde: den andern verletzen.

Aus Angst, die Beziehung zu verlieren und dem Konflikt nicht gewachsen zu sein, wird das klare Nein häufig zu einem wackligen »Jein« oder wird gar heruntergeschluckt. Ohne innerlich zu kämpfen, gewinnt jedes aufrichtige Ja zum Leben an Tiefe und das klare Nein von hoher Qualität an Ernst und Wirkungskraft.

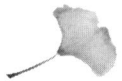

Der junge Landwirt hat den Biohof von seinem Vater übernommen. Schon sein Großvater liebte das Stück Land, das er jetzt in dritter Generation führt und versucht, den Giftwolken, dem massiven Einsatz von Pestiziden, ein Ende zu setzen. »Pflanzenschutzmittel! Wie sehr man doch die Sprache verdrehen kann«, meint der junge Mann nachdenklich, wenn er von diesem Thema spricht. Er ist mit dem entschlossenen »Nein, so darf es nicht weitergehen …« an die Öffentlichkeit gegangen, obwohl er mit Politik nichts am Hut hat. Doch es ist zu schlimm: Der feine Gift-Sprühnebel schlägt sich auf Kinderspielplätzen, Schulhöfen, in Hausgärten und nicht zuletzt auf den Acker,- Wiesen- und Weideflächen der einheimischen Bauern dauerhaft und »nachhaltig« nieder. Dem 45-Jährigen ist das Ja zum Leben ins Gesicht geschrieben. Der bio-dynamischen Landwirtschaft gehört sein Herz – natürlich »neben seiner Frau Maria und seinen beiden Söhnen Lukas und Maximilian, die schon tatkräftig mithelfen«.

Vor fünf Jahren ist das Unglück passiert: Beim Heumachen hat der junge Mann beide Arme verloren. In der ihm vertrauten Maschine wurde der linke Arm zermalmt, und beim rechten ist der Versuch, ihn zu retten, misslungen. Als Bauer braucht man seine Hände. Und nicht nur das, der immer optimistisch gestimmte Mensch auf der Sonnenseite des Lebens, wie er sich selber empfand, war auch der liebende »Umarmer«: Nichts war schöner, als Maria und seine beiden Jungs in die Arme zu schließen, am liebsten alle drei. Sie nannten es Familienkuscheln.

Die Prothesen mit nachgeformten Händen machten das Ganze, obwohl technisch perfekt, noch viel schlimmer. Dass der Betroffene und seine Familie den Lebenswillen und die Kraft gefunden haben, nicht aufzugeben, grenzt an ein Wunder. Rechts hilft eine Greifvorrichtung dem tatkräftigen Mann, einen Gegenstand zu fassen und zu bedienen, er kann den Traktor bedienen, schiebt das Futter für die Kühe mit den Füßen zusammen, schreibt mit dem Mund und sagt von sich: »Ich bin ein glücklicher Mensch!«

Klang

»... Meine Seele lauscht hinein in jenes Unsichtbare,
das wie der Klang der Seele in allen Dingen lebt.
Meine Seele schaut hindurch auf jenes Unsichtbare,
das wie die Vielgestalt der Seele sich in allen Dingen zeigt.«

HELGE BURGGRABE

Dass wir mehr als die fünf bekannten Sinne haben, dringt allmählich ins Bewusstsein der Menschen: die feinstofflichen Sinne der übersinnlichen Wahrnehmung, die sich im Laufe eines Lebens wandeln und individuell entfalten. Den Kosmos dieser zwölf Sinne hat der niederländische Arzt Albert Soesman in seinem Buch *Die zwölf Sinne* (1983) ausführlich beschrieben: »Der Gehörsinn ist das erste geistige und soziale Sinnesorgan, auf das Innere gerichtet und das Verborgene offenbarend. Geräusche können wir schon von unserer Geburt an hervorbringen – der Körper selbst ist Instrument. Bereits in dem der Geburt vorausgehenden Stadium ist das Ohr wichtiger als unsere anderen Sinne. Mit ihm beginnt das Bewusstsein: Das Kind hört im Mutterbauch die Herztöne der Mutter und später hört es die Geräusche der Außenwelt. Ehe man mit einem anderen Sinn die Welt entdeckt, nimmt man sie mit dem Ohr wahr.«

Als »Tor zur Seele« ist der Gehörsinn der reichste und differenzierteste unserer Sinne. Auch wenn man die gesprochenen Worte nicht versteht, ihr Klang löst eine Stimmung aus, die den Menschen direkt bewegt. Und dies im wahrsten Sinne des Wortes: Denn das Ohr ist wie ein Tempel, in dem es stiller und stiller wird, so dass es sich »bewegen« lässt, wie es tatsächlich mit den Gehörknöchelchen geschieht. Der Entwicklungsweg des Hörens geht vom Äußerlichen immer tiefer zum innerlichen Lauschen: Der Gehörsinn wird besitzlos und will nichts besitzen. Wenn man materiell besitzlos wird, empfindet man einen Verlust; für das Hören ist es indessen ein geistiger Gewinn. In einen Klang oder in eine geliebte Melodie einzutauchen, ist wie Atmen oder wie ein gutes Essen – erfüllend und die Seele nährend. Musik und Gesang sind gesteigerte Sprache: Sie erzeugen jene Schwingung, die die Seele zum Kosmischen erhebt.

Der Ton macht die Musik – ja, nur welche? Die zwei Qualitäten des Hörens könnte man so illustrieren: Mit dem ersten, dem Ego-Ohr, hört man entlang der persönlichen Urteile und Vorurteile. Hier ist die persönliche Weltwahrnehmung bestimmend. Man fragt nach dem Grad der Übereinstimmung mit den eigenen Auffassungen, die als Filter funktionieren. Eigene Gewissheiten werden verteidigt. Was nicht zur eigenen Weltsicht passt, wird ignoriert: eine Art Taubheit, die nicht einmal hört, dass man nicht hört.

Das Du-Ohr zieht sich in sich selbst zurück: In welcher Welt befindet sich der Andere, dass er so fühlt und denkt, wie er es tut? Man hört den Anderen wirklich – in seiner Fremdheit, seiner Schönheit, seinem Schrecken, seiner Einzigartigkeit. Das unspektakuläre Zuhören wird zu einem Akt der Freiheit, die erlaubt, die eigene Wahrheit mit einem kleinen Fragezeichen zu versehen, bereit, mit Überraschungen zu leben – ganz gleich, ob diese schön und bezaubernd oder aber bedrohlich und beängstigend sind. Sich selbst im Moment des Schweigens zu vergessen – welch ein Auftakt für eine echte Begegnung!

Der Gehörsinn vermittelt Wahrheit. Aus dem Volksmund tönt es humorvoll: »Nachtigall, ich hör dir trapsen ...«, oder: »Ich hör das Gras wachsen.« Dies ist Ausdruck eines Bauchgefühls, das sich nicht manipulieren lässt. Und tatsächlich – der Gehörsinn ist in der Lage, die Richtigkeit oder Unrichtigkeit einer Aussage festzustellen. Man hört, ob etwas stimmt oder nicht. Die Augen hingegen lassen sich viel leichter von äußerer Attraktivität blenden.

Interessant ist, dass der moderne Mensch vorwiegend ein Augenmensch ist und die Leere ganz schnell mit unzähligen Bildern ausgefüllt wird. Nur keine Langeweile aufkommen lassen ... und gerade diese, die »lange Weile« braucht das Ohr, um die Schwingungen der Zwischenräume – die inspirierenden Klangfenster der Intervalle – aufnehmen zu können. »Musik der Stille« oder »Orgel des Schweigens« – das Hören beginnt im Schweigen, in der Stille: Man will nicht dazwischenfahren, nichts verändern, nicht streiten, keine Meinung äußern und nicht in die übliche Tagessprache übersetzen; die Millionenheere heranstürmender Gedanken – einfach lassen und lauschen ...

Die Liebe zu den Zuhörern war das zentrale Lebensmotiv für Nikolaus Harnoncourt. »Die schönsten Töne sind die Töne, die man nicht hört. Die Musik ist eine Sprache des Unsagbaren.« – Mit diesem Ausspruch regte Harnoncourt, zum Beispiel in einer Probe, die Ausführenden an, eine starke, herbe Dissonanz in eine fast unhörbare Konsonanz aufzulösen. Die Auflösung sollte übungshalber nicht real erklingen, nicht gesungen werden, sondern wirklich eine »Auflösung ins Nichts« sein – eine Auflösung ins Geistige. »Das Wesen eines Tones, eines Musikstücks oder eines Menschenlebens erscheint erst im Nachklang.« In einem Gedicht von Theowill Übelacker heißt es: »Im Tod fängt unser Ich erst recht zu klingen an ... Man fällt nicht aus der Welt, man wird erst mit ihr eins.«

Die Legenden und Mythen der Völker haben es schon immer gewusst: Gott schuf die Welt aus dem Klang. Eine dieser Legenden erzählt Hafiz, der große Poet aus dem alten Persien: »Gott machte eine Statue aus Ton. Er formte den Ton nach seinem Bilde. Er wollte, dass die Seele in diese Statue eingehe. Aber die Seele wollte nicht gefangen sein. Der Körper ist ein Gefängnis, und die Seele wollte dieses Gefängnis nicht betreten. Es liegt in ihrer Natur, dass sie frei sein will, nicht begrenzt und gebunden an das Irdische. Da bat Gott seine Engel, Musik zu spielen. Und als die Engel spielten, wurde die Seele ekstatisch bewegt. Sie wollte die Musik noch klarer und unmittelbarer erfahren, und deshalb betrat sie den Körper. Die Leute sagen, dass »die Seele, als sie dieses Lied hörte, den Körper betrat. Aber in Wirklichkeit war die Seele selbst das Lied«.

In Ägypten war es die »singende Sonne«, die die Welt durch ihren »Lichtschrei« erschuf. Die »Zunge des Schöpfers ist es gewesen, die alle Götter und alles, was ist, geboren hat«. In der ägyptischen Hieroglyphen-Schrift bedeutet das Zeichen für Zunge auch Wort. Hier zeigt sich der fließende Übergang zwischen dem Wort und der Klangkraft eines Mantras. In einer anderen Überlieferung war es Thoth, der Gott des Wortes und der Schrift, des Tanzes und der Musik, der durch sein siebenmal wiederholtes lachendes Wort die Welt erschuf. In der Mythologie der Azteken Mexikos war der Schöpfer ein Eisberg – stumm wie ein Stein, bis er eines Tages den Berg von sich warf. Er brach sein Schweigen, weil es sein tiefster Wunsch war, Welt und Menschen zu schaffen: »Diese Welt soll sein!«, sang er, und die Welt erstand.

Fast überall auf der Welt stehen Musik und Göttliches in engem Zusammenhang. Die Rhythmen gehörten den Göttern – sei es in der indischen Musik, in den afrikanischen Kulturen bis zu den in Brasilien weit verbreiteten Macumba-Kulten, die als Basis der Samba- und der Karnevalsrhythmen lebendig geblieben sind. In Indien war Prajapati, der vedische Schöpfergott, selbst Hymnus und Lied. Oder von Gott Brahma wird überliefert: »Er meditierte hunderttausend Jahre, und das Ergebnis der Meditation war die Erschaffung von Klang und Musik.«

Dass die Musik zuerst einmal ein Lob Gottes ist, durchzieht das Bewusstsein fast aller Völker der Erde. Die heilende Kraft der Musik überwindet alle Grenzen und Mauern. Diejenigen, die man sich selber gebaut hat, oder die des Anderen, der unerreichbar erscheint. In jeder Begegnung, wenn alles noch ungewiss ist, spielt das Auge die führende Rolle, dann überprüft das Hören das, was man sieht, um es tiefer zu fühlen und körperhaft zu empfinden: angenehm oder unangenehm? Die vernünftigen Gründe kippen aus der Waagschale: Die Bewertung hört auf. Je inniger wir fühlen, desto mehr neigen wir dazu, die Augen zu schließen. Desto intensiver spüren wir uns selbst und den Anderen. Die Brücke zum Anderen ist der Klang der Seele – ganz besonders dann, wenn die Augen müde geworden sind und die Worte ausbleiben.

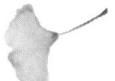

Der Schriftsteller Hanns-Josef Ortheil war die ersten sieben Jahre seines Lebens stumm. Wie es dazu kam und wie die Musik die Verständnislosigkeit seiner Welt im wahrsten Sinne des Wortes durchtönte, erzählt er in seinem autobiografischen Roman *Die Erfindung des Lebens*. Nach einem schweren Schicksalsschlag verliert seine Mutter die Sprache, und der kleine Johannes, wie er in Ortheils Roman heißt, bleibt von den »Normalen« ausgeschlossen. Da er keinen Freund hat, denkt er sich einen aus. Zusammen mit seinem Vater kümmert er sich um die schutzbedürftige Mutter. Stets gegenwärtig ist jedoch das Unglück, das schwere Schicksal, das sie getroffen hat. Doch die unbeirrbare Liebe des Vaters, die darauf vertraut, dass es immer einen Weg gibt, schenkt Zuversicht. Diese Zuversicht in das Ungewisse begleitet den außerordentlich begabten und zugleich behinderten Sohn und die fast lebensunfähige Mutter. Schützend stellt sich der Ehemann und Vater der Verständnislosigkeit der Lehrer seines Sohnes und den häufig versteckten Grausamkeiten des Umfeldes der Familie.

Mit dem mutigen Schritt, in ihre Heimat, den Westerwald, zurückzukehren, beginnt ein Neuanfang. In der vertrauten Umgebung fühlen sich Mutter und Sohn geborgen. In den rhythmischen Alltag der Bauern und ihrer Großfamilien fügen sich alle ein, so dass die Mutter ihre hilflose Umklammerung des Sohnes beenden und ihn loslassen kann. Der Vater beginnt mit dem Kind ein geduldiges Training in der Natur. Er lehrt den kleinen Jungen eine präzise Wahrnehmung, um diese zu Beginn zeichnerisch und später mit einzelnen Worten zu formulieren. Es ist jedoch vor allen Dingen die Musik, die Licht ins Dunkel wirft, und schließlich bringt sie die Erlösung: Mit vier Jahren erhält der Junge Klavierunterricht, und im Laufe der Jahre lernt er, Wort für Wort zu sprechen. Auch die Mutter findet endlich nach und nach die Worte wieder.

Obwohl als Stummer verspottet, besteht der Junge trotz der Sprachschwierigkeiten das Abitur und später die Aufnahmeprüfung ans Konservatorium in Rom: Johannes wird Pianist. Doch sein Traum zerbricht nach einigen Erfolgen; eine schwere Sehnenscheidenentzündung zwingt ihn, seine Karriere aufzugeben, und er widmet sich dem Studium der Geisteswissenschaften. Die Liebe zur Musik, sei es Bachs literarisches Konzert oder Schumanns C-Dur-Fantasie bleibt ihm weiterhin Lebensbegleitung, hilft das »Leben immer wieder neu zu erfinden«, und diese Liebe lässt die Schmerzen der Vergangenheit nicht mehr zu.

Lieben lernen

Liebe braucht wache Menschen, die bereit sind, diesem welt-
bewegenden Mysterium Größe, Tiefe und Weisheit abzurin-
gen; Menschen, die anerkennen, dass Liebe zeitlebens neu
erlernt werden will. Häufig perfektionieren wir die »Lein-
wand«, aber wir malen nicht, wir schieben das Lieben hinaus.
Der Paradigmenwechsel könnte heißen: Lieben lernen statt
Liebe besitzen! Denn: Man kann Liebe nicht verdienen, sie
nicht einfordern oder auf ewig beanspruchen. Man bekommt
sie weder für sogenannte gute Taten noch für herausragende
Leistungen. Liebe ist nicht korrumpierbar. Absichtslos und
frei lässt sie sich dort nieder, wo das Lieben lernen und Liebe
empfangen täglich neu ausgelotet wird.

Zwei der drei Schicksalsnornen, die in der germanischen Mythologie am Lebensbaum Yggdrasil den Schicksalsfaden spinnen,
Urd – das Schicksal – und Verdandi – die Zukunft –, haben die
Wortbedeutung »sich entrollen, werden, entstehen«. Sie bezeichnen das Wort Rose, aramäisch Varda, arabisch Vard. Im
hebräischen Wered bedeutet es beides: die Knopse, das noch
Werdende, und Rose, das bereits Gewordene. Somit ist im Sinnbild der Rose das Werdende verborgen, auf das der Sprachfor-
scher Arnold Wadler hinweist: »Kein schöneres, tieferes Bild
konnte der Sprachgeist der alten Germanen wählen, um das
Werden auszumalen, als das Laut- und Sinnbild der Rose.« Die

stetig neu geborene Liebe, die in der Rose symbolisiert wird, ist ein Abbild des Kosmos: die universelle Liebe. Geht diese wahre Bedeutung der Liebe verloren, so Konfuzius, führt dies »zu ungenauem Denken und dies wiederum zu falschen Urteilen, wirren Handlungen und am Ende dazu, dass die falschen Leute politische Macht gewinnen«.

»Ich sage Rose und meine Liebe.« Die Signatur der Rose entspricht nach Paracelsus der Venus, jenem Planeten, dem Liebe und Harmonie zugeordnet werden. Wenn man nicht nur über das Wort spricht, sondern über das, was es sagt, dann offenbart das Wort »Rose« ein Geheimnis der Liebe.

Es gibt nach Peter Sloterdijk ein »Recht auf gute Nachrichten«. Und die gute Nachricht ist, dass Selbsterkenntnis und Wertschätzung der Liebe den Weg bereiten. Die amerikanische Philosophin Martha Nussbaum plädiert für die »soziale Macht der Liebe, für eine politische Kultur der Liebe und für die moralische Dignität des Mitgefühls«. Die engagierte Wissenschaftlerin und Moralphilosophin nimmt die Gegenwart ins Visier: »Nur Liebe setzt letztlich die Motivation frei, sich aktiv für den Beistand und das Gedeihen der Gesellschaft einzusetzen und Gerechtigkeitsvorstellungen zum Durchbruch zu verhelfen.«

Die Reife einer Gesellschaft zeigt sich im Umgang mit ihren Schwachen. Und dabei ist die Liebe die stärkste Kraft. Sie schenkt Verständnis auf einer tieferen Ebene, die nichts mehr mit dem Kampf um Meinungen und Standpunkte zu tun hat. Damit geht Liebe aufs Ganze, sie greift nicht mehr nur den einen Aspekt, zum Beispiel den der intellektuellen Fähigkeiten, auf, sondern sie sieht den ganzen Menschen. Eine Qualität der Liebe ist, dass sie sich dem Schwächeren gegenüber nicht überlegen fühlt. Dies spüren ganz besonders diejenigen, die erkrankt sind und sich am liebsten die Ohren zuhalten würden, wenn sie »Ach, du Arme, und das in deinem Alter!« hören und aufatmen, wenn das Gegenüber eine natürliche Herzlichkeit ausstrahlt, die den Fokus nicht auf die Krankheit lenkt, sondern zuerst auf das, was der Mensch in seinem Wesenskern ist und bleibt.

Angesichts des Unveränderlichen im Leben ist die Liebe die einzige tragende Kraft. Die Liebe baut die Brücke zu einem Gegenüber und begegnet dem Menschen auf Augenhöhe, auch wenn der Mensch bereits eine Welt betreten hat, aus der er selber nicht mehr mit seinem gedanklichen Ich-Bewusstsein heraustreten kann, wie es bei einer Alzheimer-Demenz-Erkrankung geschieht. Die Gesprächigkeit der Liebe hat viele Facetten. Sie verstummt auch dann nicht, wenn die Begrifflichkeiten durcheinandergeraten oder die Worte ausbleiben: »Höre bitte, was ich nicht sage …«

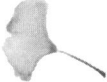

»Die Pilgerfahrt zur Sprache ist eine Pilgerfahrt zu sich selbst …«, meint die 56-jährige Frau, die Sprachen unterrichtet und diese Metapher gern ihren Schülern weitergibt. Als sie vor zwei Jahren die Diagnose Demenz erhält, ist sie verzweifelt. Angst und Trauer überwältigen sie. Sie arbeitet sich durch unzählige Informationen hindurch und beschäftigt sich intensiv mit allen Fragen, die mit der Krankheit zusammenhängen. Doch der dunkle Schatten einer ungewissen Zukunft verfolgt sie, wie ihr scheint, erbarmungslos.

Die Erkrankte hat ihrer »Pilgerfahrt« zeitlebens vertraut, und dies vor allen Dingen in schweren Zeiten. »Gott sei Dank!« ist für sie keine Floskel, sondern eine Selbstverständlichkeit. Dabei empfindet sie sich als Lernende. Ärgerlich haben sie schon immer Menschen gemacht, die meinen, alles zu wissen. Die Trennung zwischen Wissenschaft und Spiritualität passt nicht in ihre Lebensphilosophie. Doch jetzt gerät alles ins Wanken. Wie soll sie mit der Diagnose Demenz weiterleben, auch wenn sie sich medizinisch gut begleitet fühlt? Die Hilflosigkeit hat an ihre Türe gepocht.

Was bleibt? »Dein Wille geschehe …« Der vertraute, heilige Raum leuchtet, wenigstens für kurze Momente, in ihrer Seele auf. Es scheint, als könnte sie, die viel lieber gegeben hat, als etwas anzunehmen, keinen Trost zulassen. Doch der Psalm aus dem Korintherbrief 1, der sich ihr in der Kindheit tief eingeprägt hat, hilft ihr, auch in ihrer Krankheit einen Sinn zu sehen. Das Leben ist das Kostbarste, das ihr geschenkt wurde. Möglicherweise kann sie darüber, irgendwann, nicht mehr sprechen und dennoch – sie weiß um ihren Gott und ihr Urvertrauen: »Glaube, Hoffnung, Liebe. Und die Liebe ist die größte unter ihnen …«

Im Moment unterrichtet die engagierte Lehrerin ein reduziertes Pensum. Sie denkt nicht mehr in die Zukunft. Wenn es ihr gelingt, fühlt sie sich glücklich. Sie lebt, solange es geht, zu Hause. Alles, was nötig werden könnte, bis zur neu verfassten Patientenverfügung, haben sie und ihr Partner »unter Dach und Fach« gebracht. Sie haben beschlossen, sehr bald zu heiraten: »Die Hoffnung stirbt zuletzt …«

Ihre Kinder lernen Nachsicht, wenn sie nicht mehr die richtigen Worte findet. Sie fühlt sich in ihren Gebeten geliebt und sie weiß, dass ihre Freundin, die sie häufig besucht, da sein wird: Wie oft haben sie gemeinsam über den Weg zu sich selbst gesprochen und darüber, dass die Seele ihre Herzen öffnet – füreinander, was auch passieren mag. Denn Freundschaft bedeutet, dass ihr jemand das Gedicht, das sie in der Seele berührt, vorliest, auch wenn sie es vergessen hat:

Ziehende Landschaft

Man muss weggehen können
Und doch sein wie ein Baum:
Als bliebe die Wurzel im Boden,
als zöge die Landschaft und wir ständen fest.
Man muss den Atem anhalten,
bis der Wind nachlässt
und die fremde Luft um uns zu kreisen beginnt,
bis das Spiel von Licht und Schatten,
von Grün und Blau,
die alten Muster zeigt
und wir zuhause sind,
wo es auch sei,
und niedersitzen können und uns anlehnen,
als sei es an das Grab
unserer Mutter.

HILDE DOMIN

Mut

In der *Schachnovelle* von Stefan Zweig, die in leidenschaft-
lichen Worten den Mut schildert, »alles aufs Spiel zu setzen«,
und die darauf folgende Zerknirschung, wenn das letzte Geld
verspielt ist, können wir die Tragödie eines illusionären Mu-
tes nachfühlen, der aus der nackten Verzweiflung erlösen
soll. Doch das trügerische Spiel verlangt einen hohen Tribut:
In heftigen Emotionen verhaftet – Ängste, Versagergefühle
oder trostlose Einsamkeit –, werden die Gedanken zu Hand-
langern unbewusster, innerer Stürme und führen häufig zu
Rachegedanken, die Wiedergutmachung einfordern. In seinem Film *The Revenant* – »Der Rückkehrer« erzählt Alejan-
dro Gonzalez Inarritu von einem Mann, der sich zu Beginn
des 19. Jahrhunderts schwer verletzt durch die amerikanische Wildnis quält, um sich an seinem Peiniger zu rächen.
Der mexikanische Regisseur, der seit 2001 in den USA lebt
und arbeitet, zeigt damit die fatale Logik der Vergeltung auf.
Die Rache als pervertierter Mut ist, wie er beschreibt, »ein
Problem des Kapitalismus«. – »Rache lässt uns leer zurück.
Sie ist ein ignoranter, blinder, instinktiver Mut und weitaus
gefährlicher als das, was er lösen soll.«

Sind es klare Gedanken, die den Impuls vermitteln, mutig
zu handeln? Oder ist es vielmehr Empörung über Missstände
und die unsäglichen Katastrophen, vor denen man nicht mehr
die Augen verschließen kann und will? Der Mut der Seele fügt
das zusammen, was zusammengehört: das visionäre Gefühl,

den klaren, nicht korrumpierbaren Gedanken und den unerschrockenen Willen. Das macht den Mut der Seele so anziehend, so unverwechselbar persönlich. Er erweckt die individuellen Träume im inneren Wesen des Menschen; er entfaltet eine warmherzige Gesinnung, die zu Taten anleitet, und ein waches, geistiges Urteilsvermögen, das im Chaos Orientierung vermittelt.

»I have a dream«, lautet einer der wohl meist zitierten Sätze der letzten Jahrzehnte. Nicht nur Martin Luther King hatte einen Traum, sondern viele Menschen – darunter unzählige, von denen wir nichts wissen –, träumen von einer gerechteren Welt und realisieren mit Herz und Verstand ihr Engagement »vor der eigenen Haustür«, wie es Mutter Teresa einmal ausdrückte.

Im Dezember 2015 hörte ich in der Universität Zürich die Vorlesung von Gino Strada, Preisträger des Alternativen Nobelpreises. Der Chirurg und Menschenrechtsaktivist studierte Medizin an der Universität in Mailand und gründete 1994 gemeinsam mit seiner Frau Teresa die NGO »Emergency« mit dem Ziel, Opfern von Krieg, Landminen und Armut kostenlos qualitativ hochstehende medizinische Hilfe zu bieten. Emergency hat bisher in 15 Ländern insgesamt 60 Spitäler, chirurgische Kliniken, pädiatrische Einrichtungen und Rehabilitationszentren errichtet und über sechs Millionen Menschen versorgt. Gino Stradas Botschaft ist eindeutig: »Die UN wurde nach dem Zweiten Weltkrieg gegründet, um nachfolgende Generationen von der Geisel des Krieges zu bewahren. Seither hat es über 170 Konflikte gegeben – und ihr habt die Möglichkeit der Abschaffung des Krieges nie diskutiert? Das ist doch unglaublich!« – »Wir müssen den Krieg abschaffen, er hat keine Berechtigung mehr, weder sozial, wirtschaftlich noch politisch. Und wir müssen nicht mehr darüber streiten, wie humanitär

Waffen sind. Wir brauchen mehr als Humanität: Wir brauchen einen Bewusstseinswandel!«

Als Gino Strada finanzielle Mittel für eine weitere Klinik suchte, rund 250 Millionen Euro, entgegnete man ihm: »It's impossible.« Und er antwortete: »Es ist genügend Geld vorhanden, der Krieg in Afghanistan kostet jeden Tag 250 Millionen Euro – es ist eine Frage, wofür man das Geld ausgeben will.« Und er fuhr fort: »Nennt mich ruhig einen Utopisten, denn alles ist eine Utopie, bis jemand seine Idee in die Tat umsetzt!«

Nähe

Wir sehnen uns danach, einem Menschen nahe zu sein, denn Nähe vermittelt das Gefühl der inneren Sicherheit. Sie schützt vor der Unbill des Lebens und bildet einen unsichtbaren Kokon, in dem man sich geborgen fühlt. Echte Nähe schenkt Lebensenergie und schafft eine Atmosphäre des Willkommenseins. Nähe zuzulassen und sich ihr anzuvertrauen, ist ein experimentelles Vorgehen: Sie geschieht – sei es zwischen Menschen, in der Natur, mit Tieren oder in einem gemeinsamen Engagement für ein Projekt. »Ich will ein Mensch für Menschen sein«, meinte Albert Schweitzer. Damit beschreibt er die innere, inspirierende und kreative Kraft, die ihn motivierte, seine Ziele zu erreichen.

Fühlt man sich als Kind nicht gewollt oder als Besitz der Eltern zu sehr gewollt, sucht man mehr oder weniger bewusst ein Leben lang nach wahrer Nähe. Ist das Ersehnte endlich da, berührt es kaum. Die klugen Worte in Bezug auf Nähe zulassen, Liebe und Gottvertrauen tun nur weh. Die entgegengebrachte Herzenswärme beängstigt und löst häufig Schuld- und Schamgefühle aus. Zu gerne würde man im tiefsten Inneren vertrauen, doch es gelingt nicht!

Auf der Suche nach dem geeigneten Weg, sich endlich willkommen zu fühlen, gibt es verschiedene Wegkreuzungen. Manchmal scheinen die Wegweiser unleserlich, zumal sie auf der Landkarte, die man nach jeder Wanderung sorgfältig zusammenlegt, nicht zu finden sind. Einfach drauflos, bis endlich ein attraktiv gestalteter Wegweiser die Richtung angibt: Hier geht es zur Symbiose. Symbiose bedeutet Verschmelzung mit einem anderen Du: eins werden und bleiben mit dem anderen. Im Erwachsenenalter wird die frühkindliche Symbiose zur Abhängigkeit, und die damit einhergehende Bedürftigkeit ist anstrengend. Man tut alles, was man nur kann: Erbringt Höchstleistungen im Beruf und im persönlichen Umfeld; sei es, sich bis zur Selbstverleugnung anzupassen. Irgendwann muss es doch gelingen, dass man vom anderen gehört, gesehen und verstanden wird und zwar genauso, wie man es gerne hätte und sich auch bis in jedes Detail vorstellt. Die Überlebensstrategie hat ihr Gutes: Man lernt viel. Unerwartet entdeckt man etwas Neues, den anderen Wegweiser, der auch am Wegesrand stand. Hatte man ihn übersehen, oder war es noch nicht an der Zeit? Er ist kleiner und auf den ersten Blick unauffälliger, obwohl an Schönheit kaum zu überbieten: Es ist der zur individuellen Spiritualität. Und jeder entscheidet selbst, ob er sich diesem Bewusstseinsraum, der »Nähe zu sich selbst«, öffnen und auf das eigene Innere, auf das Seelisch-Geistige, besinnen möchte.

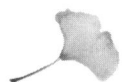

Carmen träumt von ihrer ersten großen Liebe. Es müsste kribbeln, prickeln, und die leidigen Hausaufgaben würden sich von selbst erledigen. Das Leben ist banal, langweilig, ewig derselbe Trott. Die Eltern nerven, alles nervt. Wozu lernen? Die anderen sind sowieso besser, hübscher, klüger, witziger, und sie haben Erfolg: Erfahrungen, aufregende Erlebnisse – darauf kommt es an. An den Wochenenden wirft sie sich ins Getümmel mit ihrer

Clique, Michael und andere Jungs sind auch dabei. Es wird geknutscht, und irgendwer schläft mit irgendwem. Jedenfalls beinahe, wie Carmen es sich selbst eingesteht. Warten, ja, gut warten … Dabei verpasst man die schönste und wichtigste Zeit im Leben! Sie sehnt sich nach den sexuellen Erfahrungen, die alle machen: Verschmelzen mit dem Anderen, in einer himmlischen Ekstase. Was macht sie bloß falsch, ein bisschen scheu ist sie zwar, doch sehr hübsch.

Sie kann machen, was sie will, Michael geht ihr nicht aus dem Kopf, sie findet seinen aschblonden Wuschelkopf und seine dunklen, braunen Augen einfach umwerfend. Die 17-Jährige weiß plötzlich, dass sie es tun muss: Sie wird Michael ansprechen! Wie? Keine Ahnung! Auf gar keinen Fall will sie sich blamieren! Das wäre oberpeinlich. Aber etwas in ihr gibt ihr eine eigentümliche Sicherheit. Sie fühlt sich Michael nahe, fast vertraut, obwohl sie noch kein Wort mit ihm gesprochen hat. Woher dieses Gefühl plötzlich aufgetaucht ist, weiß sie nicht. Es spielt im Moment auch keine Rolle.

»Die schönste Nähe ist die mit einem Fremden.« Diese Volksweisheit hat Carmen von ihrer Großmutter, die neugierig war und sich darüber freute, unbekannte Menschen kennenzulernen. Fremde waren ihr stets willkommene Gäste; die gänzlich Unbekannten waren häufig Obdachlose, die froh waren um ein warmes Essen. Carmen liebte es, mit diesen Menschen aus anderen Welten, denen man meist nur wenige Male begegnete, zusammenzusein. Die vertraute, freundliche Atmosphäre, wenn sie alle um den großen, runden Tisch herumsaßen, gab Carmen ein Gefühl der Geborgenheit. Eine Fremde oder ein Fremder zu sein, ist deshalb für sie nicht so schlimm, manchmal jedoch unangenehm und verwirrend. Besonders dann, wenn sie sich im Spiegel ansieht und sie sich selber fremd zu sein scheint: »Wer bin ich? – Wie will ich sein?« In solchen Momenten ist sie für sich selbst unerreichbar.

Zum Glück hat Carmen ihre beste Freundin Lisa. Sie kennen sich schon seit dem Kindergarten, und obwohl sie andere Schulen besuchen und nicht mehr in der Nachbarschaft wohnen, haben sie sich nicht aus den Augen verloren. Manchmal treffen sich die jungen Mädchen auf »ihrer« Bank am See oder in einem Straßencafé in der Altstadt: Sie erzählen sich alles – ihre Ängste, ihre genialen Erlebnisse und ihre Träume und vergessen die Zeit. Es gibt keine plausiblen Gründe für die vertraute Nähe ihrer verlässlichen Freundschaft, sie ist einfach da und sie trägt ganz selbstverständlich. Carmen und Lisa sind sich dessen bewusst, ohne darüber zu sprechen.

Nur einmal zitiert Lisa einen klugen Satz, den sie gelesen hat. »Keiner wird etwas, wenn kein anderer hilft.« Diesmal geht es um Carmens Traum oder die etwas hilflose Frage: »Wie kann ich es anstellen, um mit Michael in Kontakt zu kommen?« Da Michael Spanier ist, der seit seiner Kindheit in der Schweiz wohnt, könnte Carmen einen Spanischkurs besuchen oder gar Sevillana, einen spanischen Volkstanz, lernen. Die Möglichkeit einer Lösung, die den beiden Teenagern meist einfällt, zeigt sich auf einfache Art und Weise: Lisa wird zu einem Tanzfest eingeladen, und sie wird dem Schicksal auf die Sprünge helfen. Alles andere ist Carmens Angelegenheit.

Das Fest ist für die Freundinnen ein Erfolg: Für Carmen, weil sie plötzlich nicht mal mehr mutig sein muss, um mit Michael zu tanzen. Und für Lisa, weil sie sich mit ihrer Freundin freut.

Als Carmen am nächsten Morgen in den Spiegel schaut, sieht sie ein lächelndes Gesicht, ihr Gesicht, dem sie sich so nahe fühlt wie noch nie.

Obhut

»Da hattest du aber einen Schutzengel ...« Oder: »Glück im Unglück ...« Mit diesen Worten ist Obhut gemeint. Ein Engel oder eine höhere Macht behütet und begleitet das menschliche Schicksal. Und wie oft ist ein Mensch da, der wie ein Engel dem Anderen Schutz und Geborgenheit gewährt. Dies kann überall geschehen: Unverhofft durch eine Begegnung mit einem Fremden oder im Sinnbild einer Vogelfeder, die einer sich hoffnungslos fühlenden Frau auf dem Balkon »zufliegt« und ihr das Gefühl vermittelt, nicht mutterseelenallein auf dieser Welt zu sein.

»Fühle dich begleitet ...« Obhut schenkt Geborgenheit. Menschen, die Obhut gewähren, setzen ein Zeichen gegen den Teufelskreis von Armut und Gewalt. Sie kümmern sich um die Menschen, die das Recht auf Schutz und damit buchstäblich das Dach über ihrem Kopf »verloren« haben, die als Flüchtlinge nach Europa kommen. Die Obdachlosen, die Mittellosen erschüttern unzählige Menschen. Das Wort Obhut bekommt seine tiefere Bedeutung zurück: Es geht nicht nur um humanitäre Hilfe, sondern auch darum, die geistigen Seelenkräfte im Menschen anzusprechen. Diejenigen, deren Leben nur noch aus Folgen von Folgen von Folgen besteht, brauchen den Lebensmut, den das Gefühl von Obhut zu vermitteln vermag.

Das Gastgeberland der Fußball-Weltmeisterschaft 2014 hat mit großer Geste seinen Status als siebtgrößte Wirtschaftsmacht der Welt vorgeführt. Der Großteil der Bevölkerung von Brasilien hat jedoch an diesem Wohlstand wenig Anteil. Gewalt, Drogen und Perspektivlosigkeit prägen den Alltag, circa 50 000 Menschen kommen jährlich durch Schusswaffen um. Eine gigantische Landflucht hat das Gesicht des Landes grundlegend verändert. Hungersnöte und Armut treiben Unmengen von Migranten in die Metropolen – ein besseres Leben als einzige Hoffnung im Gepäck. Da die Migrationsströme lange ignoriert wurden, haben sich die Neuankömmlinge an den Stadträndern ohne jede Infrastruktur niedergelassen. So entstanden die Favelas, kleinere Gemeinschaften, die den Menschen in Not Obdach gewähren.

Ute Craemer, heute 76-jährig, hat die Favela Monte Azul auf ihre ganz persönliche Art und Weise zu einem Ort gestaltet, der »ihren Kindern« Obhut schenkt: »Menschen verändern sich, wenn wir den Mut aufbringen, sie zu lieben.« Davon ist die Pädagogin, die bereits 1966 als Entwicklungshelferin nach Brasilien auswanderte, überzeugt. Die gängige Methode damaliger Entwicklungshilfe, der armen Bevölkerung Schulen und Krankenhäuser vorzusetzen und sie wieder aufzugeben, erschien der »Brückenbauerin« zu wenig nachhaltig. Ute Craemer ging ihren eigenen Weg: In ihrem Wohnzimmer richtete sie Spielecken für die Favela-Kinder ein. Dabei kam ihr die Waldorf-Pädagogik zu Hilfe: Entwicklungsarbeit muss mit der Pädagogik Hand in Hand gehen. Die Basis bildet Partizipation: »Nur wer selbst etwas auf die Beine stellt, kennt den Wert der Dinge – und den eigenen.«

Inzwischen sind zahlreiche Kindergärten, Schulen und Orte der Begegnung entstanden: »Es geht immer darum, die Menschen zu verstehen und ihnen Obhut zu gewähren – das schließt Kriminelle und Drogendealer nicht aus.« In der Favela Monte

Azul werden Frauen zu Erzieherinnen ausgebildet, um ein »Netz des Guten« zu bilden, das traumatisierte Kinder auffängt und stützt, was wiederum den Erwachsenen gut tut.

Ute Craemer sät Samen der Hoffnung im vollen Bewusstsein, dass die Früchte sich nicht unbedingt sichtbar zeigen werden. Sie denkt in Perspektiven von mehreren Jahrzehnten – ja, über ein Menschenleben hinaus. Rückschläge kommen durchaus häufig vor. Kinder geraten trotz der Fürsorge auf die schiefe Bahn und werden zum Beispiel drogenabhängig. »Man muss etwas tun. Was dabei herauskommt, weiß man nicht. Es braucht immer wieder Mut, an diese Menschen zu glauben.« Die medizinische Versorgung, die Krippen, die Kindergärten, Horte, die Waldorfschule, das Kulturzentrum, die Bibliotheken und Berufsausbildungen erreichen über 30 000 Menschen. So ist etwas entstanden, was die Menschen als das »Wunder von Monte Azul« bezeichnen. Inzwischen setzt sich Ute Craemer weltweit für Kinder ein – über alle sozialen und kulturellen Gräben hinweg. Unermüdlich weitet sie ihr Netz aus – ein Netz der Wärme, der Begegnung und der Obhut für Menschen, die ihrer bedürfen.

Poesie

»Ich kann im Innern neu belebt
Erfühlen eignen Wesens Weiten
Und krafterfüllt Gedankenstrahlen
Aus Seelensonnenmacht
Den Lebensrätseln lösend spenden,
Erfüllung manchem Wunsche leihen,
Dem Hoffnung schon die Schwingen lähmte.«

RUDOLF STEINER

Wie wird aus Worten ein Gedicht oder gar Poesie? Ein Gedicht besteht aus demselben Material wie ein Zeitungsartikel, eine Reportage im Radio oder im Fernsehen – aus Worten. Doch Worte allein – freche, witzige und denkwürdige Wörter, die zusammengesetzt werden und überraschen – bringen es zu keiner Poesie. Auf den ersten Blick können Worte sogar absurd erscheinen, bis zum Moment der Wiederholung. Angereichert durch die öffentliche Aufmerksamkeit wirken sie: Geisterfahrer, Börsenfieber, Trittbrettfahrer, Geldwäsche, Warteschleife ... Diese Wortbrocken können wohl kaum von der Poesie aufgefangen oder gar verkraftet werden.

Die aneinandergereihten Buchstaben haben in sich selber eine Bedeutung, eine etymologische Herkunft. Auch wenn man ihre Bedeutung ausführen würde – zu einem lyrischen

Gedicht werden sie deshalb noch lange nicht. Weder Reim noch Versmaß bestimmen die Wirkung einer Poesie. Es muss etwas ganz anderes sein.

Die Worte gehen miteinander um, sie reihen sich aneinander, so dass der Leser in die Räume, in die Zwischenräume, in denen er sich willkommen fühlt, eintreten kann. Plötzlich sind Stimmungen da, innere Bilder, zum Glück ohne Illustrationen und Zeichnungen, die häufig das eigene Seelenerlebnis eingrenzen. Es bedarf keiner ungewöhnlichen Worte, keiner speziellen Bedeutung, sondern es ist das Aneinanderreihen dieser kostbaren Buchstaben, die in Lauten, in verschiedenen Klängen spürbar werden, weil sie sich zueinander auf eine erregende Art in Beziehung bringen. Allein dadurch bildet sich eine Poesie – so wie die Worte gesetzt und in Form gebracht werden. Eine Melodik durchtönt die Worte, spricht man sie laut aus, dann dringt man in ein tieferes Geschehen ein, in dem man sich geborgen fühlt – wach und berührt, in der Seele erweitert um eine Unendlichkeit ...

1912 verfasste der Philosoph und Anthroposoph Rudolf Steiner ein kleines Büchlein mit 52 Sprüchen für die Wochen des Jahres. Der *Seelenkalender,* im Format eines Zigarettenpäckchens, der in die Brusttasche der Uniform passte, sollte später im ersten Weltkrieg die Soldaten an der Front ermutigen und ihnen Zuversicht vermitteln. »Der Jahreslauf hat sein eigenes Leben, das die Seele miterleben kann. Die Seele wird dadurch erst gewahr, welche zarten, aber bedeutungsvollen Verbindungsfäden zwischen ihr und der Welt bestehen, in die sie hineingeboren ist.« Auf keinen Fall sollten es Vorschriften sein, sondern Anregungen, um ein gesundes »Sich-Eins-Fühlen« mit der Natur und ein daraus erstehendes, kräftiges »Sich-Selbst-Finden« zu unterstützen – eine Seelennahrung, auch und gerade in den misslichsten Umständen.

Pubertät

»Unstillbar:
Die Sehnsucht
Dieses Heim-Weh
Nach dem Kern der Dinge
Unerwartet bisweilen
Streift dich
Ein Hauch
Du ahnst die Nähe
Des Unzerstörbaren
Unter der Schale
Das pochende Welt-Herz.«

ARMIN SCHIBLER

Die Entwicklung der Seele steckt in der Pubertät. Sie will sich aus der Unterdrückung und dem Disput – gibt es eine Seele oder gar eine Seensprache? – befreien. Dabei kann man sich nicht an der Börse und den Aktienkursen orientieren, denn an mehr oder weniger seelenlosen Orten hat sie keinen Platz. Häufig geht es der Seele wie den pubertierenden Teenagern, die gegen »alte Zöpfe« rebellieren und den intellektuellen Zurechtweisungen der Erziehenden ausweichen. Zum »einen Ohr rein, zum anderen raus«. Die jungen Menschen stellen auf »Durchzug«. Und das tut die Seele auch, wenn sie sich nicht angesprochen fühlt. Sie zieht sich zurück und verstummt, wenn die richtigen Worte fehlen.

Natürlich – vernünftige Argumente sind wichtig, sehr wichtig sogar. Doch die Vernunft sollte sich der Kraft bedienen, nämlich der Seelenqualitäten und ihrer Sprache, die sie erst wirksam macht und den anderen Menschen da, wo er sich innerlich befindet, erreicht. In der Pädagogik ist dies längst bekannt, und doch wird so vieles, was man weiß, unter den Teppich gekehrt. Dies gilt nicht nur für die großen Krisen und Probleme unserer Zeit, vom Finanz-Crash bis zum Klimaschutz, sondern auch für die kleinen, die alltäglichen Herausforderungen, wenn einen zum Beispiel die pubertären Ausbrüche der Jugendlichen zur Verzweiflung bringen.

In der Lebensphase zwischen sieben und vierzehn Jahren bildet sich das persönliche Seelenleben aus, um dann von vierzehn bis einundzwanzig Jahren bewusster heranzureifen. Mit der erwachenden Sensibilität in einer rauen Schale bemerken die Pubertierenden, dass Worte ohne seelische Substanz hohl sind und mit jedem Lufthauch hin- und herfliegen wie die Luftballone am Kindergeburtstag: Wenn man in sie reinsticht, zerplatzen sie. Das Gesagte scheint zwar zu stimmen, und doch ist es nicht authentisch; etwas fehlt, das man nicht fassen kann.

Auch im Außen ist nichts mehr eindeutig, man sollte bereits den Beruf wählen und hat eigentlich keine Ahnung, wie und ob man das überhaupt will oder wollen soll. Kein Stein bleibt mehr auf dem anderen, Unsicherheit allüberall. Besonders die emotionalen Beziehungen werden schwierig, zum Beispiel zwischen Mann und Frau. Als wäre das im Erwachsenenleben anders! Man steht häufig dem Rumoren in der eigenen Seele hilflos gegenüber und versucht mit allen Mitteln, die »Ausgeflippten« zu erreichen. Die Jungen flüchten in Tagträume und Fantasien, die eine kleine Erleichterung verschaffen bis zum nächsten Donnerwetter der Eltern. Die pochen auf gutes Verhalten, meistens durchaus angebracht. Doch es wäre hilfreich, die Entwicklung der Seele im Auge zu behalten und das Gegenüber – auch wenn tobend, weinerlich oder apathisch – zu spüren: Denn die Seele will gehört, gesehen, erkannt und vor allem verstanden werden, um sich weiterzuentwickeln und ein gesundes Selbstbewusstsein aufzubauen. Mit »cool« und »geil« kann man dem Seelenbedürfnis wohl kaum genügen.

Die Anpassung an die Sprache der Jugendlichen ist auffallend. Und nicht nur das. Studien zeigen, dass die Erwachsenen seit dem Jugendwahn ihre Seelenweisheit zum großen Teil eingebüßt haben. Dass die ältere Generation ewig jung sein und vor allen Dingen bleiben will, erschwert den Jugendlichen, sich abzugrenzen, sich abzulösen und eigene Schritte zu wagen. Statt die Jungen nachzuahmen, müsste man sich mehr den seelischen Inhalten zuwenden, die zur Entwicklung eines Menschen dringend notwendig sind. Ohne ein echtes Interesse an der Seele des Menschen und seiner ureigenen geistigen Entwicklung kann man nur das Negative einer Entwicklungskrise wahrnehmen und sich fast fatalistisch sagen: Ja nun, das ist halt so! Es ist jedoch mehr als das. Der Aufbruch in das Unbekannte der Seele und ihrer Regungen ist bereichernd, erregend wie eine Liebesgeschichte, die im Grau des Alltags einen Regenbogen an den Himmel zaubert.

Ähnlich wie den Pubertierenden geht es der Seele mit ihrem unbändigen Streben nach Freiheit. Sie drängt darauf, sich aus den verstaubten Studierzimmern oder von einer unreflektierten Schöngeistigkeit zu lösen. Die unbewusste Nachahmung passt nicht mehr ins Zeitalter der Individuation, die für den Bewusstseinswandel steht, für das »neue Wir« einer Weltengemeinschaft.

Könnte man da nicht, lösungsorientiert und der Einfachheit zuliebe, die Krisen und damit die heranstürmende Seele abschaffen? Vergeblich, denn man müsste den Menschen abschaffen. Der bewusste Umgang mit der Seele hingegen ist nicht nur gesund, sondern zugleich eine Riesenerleichterung und ein Gewinn für alle Beteiligten.

Der Freiheitsdrang der jungen Menschen könnte ein Vorbild für die Seelenbildung der Erwachsenen sein: ein Sich-Besinnen auf die Kraft der eigenen Seele und ihrer Worte. Dann verstehen die Erwachsenen die Jugendlichen mit ihren Nöten und Sorgen und können sie mit liebevoller Autorität, Weitsicht und Gelassenheit unterstützen und führen.

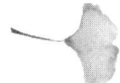

»Wieso lachst du, wenn du nicht glücklich bist?«, fragt der Algerier Karim an einer Tankstelle in Hamburg-Elmsbüttel seine verblüffte Kundin, der er einen wackligen Stuhl zum Ausruhen angeboten hat. Seit mehreren Jahren arbeitet der Mann mit dem verschmitzten Gesicht, auch wenn er sehr ernst in die Welt schaut, als Tankwart. Er wäscht die Autos, füllt das Wasser für die Scheibenwaschanlage auf und putzt noch schnell nebenbei die Polster. Vor allen Dingen stellt der junge Mann, der zwar 54 Jahre alt ist und höchstens wie 40 wirkt, unbequeme Fragen, über die man den Kopf schütteln könnte. »Wie geht es dir?« Keine besondere Frage, doch Karim meint das, was er sagt. Er will es wissen und klopft sich dabei immer wieder aufs Herz, wie man es als Begrüßungsritual in seiner Heimat tut. »Ja, ganz gut, ein bisschen gestresst, aber sonst okay«, lautet die schnelle Antwort der freundlich lächelnden Frau, die nichts anderes erwartet als genügend Benzin im Tank und ein sauberes Auto zu haben.

»Du sagst stressig so, als wäre das okay.« Karim runzelt die Stirne und schaut seinem Gegenüber in die Augen. Je mehr die Kundin lacht, um diesem Gespräch eine lockere Note zu verleihen, desto nachdenklicher wird Karim. »Wieso stressig? Du bist doch gesund, das bist du doch, oder? « – Pause. – »Du hast Eltern, die dich besuchen und du hast einen Beruf. Hast du Freunde? Ja, siehst du. Dann kannst du auch glücklich sein.« Karim rüttelt an einer Stimmungsfassade, die man sich mühsam aufgebaut hat. Wenn man den Fragen Karims begegnet, fühlt man sich nicht mehr überlegen und stark.

Der Algerier, der seit Jahren in Deutschland wohnt, hat in Barcelona, Stockholm, Mailand, Neapel, Paris, Rom und Marseille gejobbt. Manchmal gibt er ziemlich an und benimmt sich wie ein Held in seiner Tankstelle. Doch dann – sein Gesichtsausdruck, sein Lächeln, und das alles eingepackt in einen ölverschmierten Overall, verändern sich: »Am liebsten mag ich Menschen, die Zeit haben. Schaffen, Schaffen, Schaffen – wofür?«

Karim schüttelt den Kopf. Er hat die pubertäre Krise seiner Seele gemeistert, mit hochgekrempelten Hemdsärmeln: »Wir müssen uns Geschichten erzählen und merken, dass wir doch glücklich sind, oder?«

Und dann erzählt er von dem Erlebnis, das sein Leben verändert hat. 1984 lebte er illegal in Deutschland, und er lernte Anja kennen. Kein Jahr waren sie zusammen, als sie im Hamburger Rathauskeller heirateten. »Es war eine wunderschöne Zeit, achtzehn Jahre Ehe und drei Kinder, die Schauspieler, Model und Springreiterin geworden sind. Trotzdem zerbrach die Ehe, und Anja trennte sich von ihm, seine Welt kollabierte.

Zwei Jahre war er krank vor Kummer. »Ich habe nicht mehr funktioniert.« Eines Abends stand Karim in einer Telefonzelle und wollte verzweifelt seine Familie in Algerien anrufen. Doch die Verbindung kam nicht zustande. »Ich fing an zu weinen, den Telefonhörer in der Hand, und konnte gar nicht mehr aufhören. Irgendwann kam ein Polizist und fragte, ob alles okay sei. Ich sagte: Nein. Und weißt du, was er gemacht hat? Er hat mich umarmt, richtig fest, und hat gesagt, dass alles gut wird.«

Quintessenz

*»Die Zeit der anderen Auslegung wird anbrechen, und es
wird kein Wort auf dem anderen bleiben.«*

RAINER MARIA RILKE

Die Quintessenz ist das Wesentliche, das Wichtigste oder der
Kerngedanke, das heißt der zentrale Gedanke einer Überle-
gung oder einer Diskussion. Der Begriff hat seinen Weg über
das lateinische »quinta essentia« in die deutsche Sprache gefunden. Im philosophischen Kontext meint die Quintessenz
das ursprüngliche Element, den Äther, als masselose, unver-
änderliche, ewige Substanz, aus der alle anderen Elemente
entstanden sind. Sie gilt als das fünfte »Seiende«, das die vier
Elemente – Feuer, Wasser, Erde und Luft – ergänzt. Die vier
Elemente sind veränderlich und können sich auch untereinan-
der verwandeln. Der himmlische Äther, das fünfte Element,
dagegen ist unwandelbar und zeitlos.

Die Zahl Fünf versinnbildlicht die Einheit von Urgrund und
Ursprung. Der Mensch erfährt durch sein Bewusstsein das
Göttliche in sich selbst – ein Gefühl des Urvertrauens. Im Pen-
tagramm, im fünfzackigen, flammenden Stern, wird die Fünf
als beherrschende, geistige Kraft der Elemente dargestellt,
die die Dämonen, die Geister der Elemente, fesselt. Bei den
Indianern entspricht die Zahl Fünf dem Medizinrad, in dem

der Mensch selbst der heilige Kreis ist, das Potenzial des Göttlichen, das ihm bereits auf Erden geschenkt wird, wenn er bereit ist, sich in den Dienst dieses Wissens zu stellen. Die heidnischen Philosophen haben die Fünf dem Merkur geweiht und als himmlische Zahl hoch geachtet. Unter Quintessenzen verstand man in der Alchemie und in der Naturlehre des Mittelalters die fünfmal ausgezogene Kraft eines Stoffes, was im 15. und 16. Jahrhundert auch als Destillation bezeichnet wurde, als ein Universalmittel ätherischer Natur. Im 16. Jahrhundert wurde die Quintessenz als feinste Kraft, als Grund- und Kernstoff bezeichnet.

Die Welt der Quintessenz, der heiligen Fünf, ist die Zahl des Menschen und gilt generell als Symbol für die Sprache. Über die Sprache entsteht die Möglichkeit, mit anderen Menschen in eine Gemeinschaft einzutreten. In der heiligen Fünf verbinden sich die Zwei, die für das weibliche Prinzip steht, und die Drei, die das männliche Prinzip repräsentiert, zu einer Ganzheit.

Jeder Entwicklungsweg wirft immer wieder Fragen auf: Tiefgehende, unangenehme oder auch leichtere. Die Fragen bleiben häufig in der Vergangenheit hängen. Denn auf so viele Fragen gibt es keine schlüssigen Antworten. Die Silbe *ant,* die die Antwort und auch das Antlitz einleitet ist das *anta* und *antar* des Sanskrit: Innen, Ende, Ziel, innere Welt ... Ein Hinweis darauf, auf die innere Stimme zu hören, die Antwort gibt, wenn es keine mehr zu geben scheint. In diesem Sinne ist das uralte griechisch-abendländische wie vedisch-indische »Erkenne dich selbst!« Aufgabe und Antwort. »Jede Erkenntnis wandelt den Erkennenden«, bemerkte der Philosoph Carl Unger, als er 1925 die Leitsätze zur Frage »Was ist Anthroposophie?« bearbeitete. Vier Jahre später lautet sein letzter Erkenntnissatz: »Jede Erkenntnis wandelt das Erkannte.«

»Eigentlich habe ich für alle anderen immer Verständnis, aber mit mir selbst gehe ich oft lieblos um ...« Trotz aller Erkenntnisfreude bleibt die Liebe zu sich selbst häufig auf der Strecke. So, als wäre man ein Langstreckenläufer, der auf den rasenden Rennwagen aufspringen will und erkennen muss, dass er nur noch das Rücklicht im Auge behalten kann. »Es muss doch jemanden geben, der mich so liebt, wie ich bin!«

Wir sind mit dem Potenzial begabt, uns selbst gern zu haben. Und eine der weisheitsvollen Quintessenzen ist echte Selbstliebe, sie will gelernt sein und geübt werden. Ob die Selbstliebe stimmig oder »schräg« ist und ob sie »knirscht«, spüren wir sofort. Manchmal kann es sein, dass man sich in etwas verbissen hat: »So will ich geliebt werden!« Die Vorstellungen des Egos rumoren in jeder Zelle. Weise ist es, die Vorstellungen, die sich von der Selbstliebe breit gemacht haben, zu erkennen: Es sind die inneren Saboteure! Sie verhindern die echte Liebe zu sich selbst; sie verführen, manipulieren und gaukeln erstrebenswerte Ziele vor, die, wenn man sie durchschaut, längst überholt sind. Bei Tageslicht betrachtet, zeigen diese suggestiven Überzeugungen ihr wahres Gesicht: Strategien, die zum Überleben geholfen haben. Dafür kann man ihnen dankbar sein und sie dann für immer verabschieden. Der Weg für die Liebe zu sich selbst wird dadurch frei. Die Quintessenz: Man schaut dem Kopf und seinem starken Willen auf die Finger und fragt das Herz, was es in der jetzigen Situation wirklich braucht. Die Selbstliebe ist das, was wir brauchen, und häufig nicht das, was wir unbedingt wollen. Sie öffnet das Tor zur Selbstwahrnehmung, zur Selbstannahme und zur Selbsterkenntnis: Man kann aus der Mitte des Herzens heraus entscheiden und wählen, wer man sein will. Dann wird man in der Lage sein, die versteckte Weisheit zu finden.

In einer indischen Legende wird erzählt, vor langer Zeit hätten die Götter überlegt, dass es von Nachteil wäre, wenn die Menschen die Weisheit des Universums finden würden, bevor sie tatsächlich reif dafür wären. Also entschieden sie, die Weisheit des Universums an einem Ort zu verstecken, wo die Menschen sie so lange nicht finden würden, bis sie reif genug dafür sein würden. Einer der Götter schlug vor, die Weisheit auf dem höchsten Berg der Erde zu verstecken. Aber schnell erkannten die Götter, dass der Mensch bald alle Berge erklimmen würde und die Weisheit dort nicht sicher genug versteckt wäre. Ein anderer schlug vor, die Weisheit an der tiefsten Stelle im Meer zu verstecken. Aber auch dort bestand die Gefahr, dass die Menschen die Weisheit zu früh finden würden. Dann äußerte der weiseste der Götter seinen Vorschlag: »Ich weiß, was zu tun ist. Lasst uns die Weisheit des Universums im Menschen selbst verstecken. Er wird erst dann danach suchen, wenn er reif genug ist, denn er muss dazu den Weg in sein Inneres gehen.« Die anderen Götter waren von dieser Idee begeistert, und so versteckten sie die Weisheit des Universums im Menschen selbst.

Respekt

Früher dachte ich, Engel seien vollkommen und könnten gut ohne uns Menschen auskommen: Sie können fliegen, uns erscheinen, sie wissen alles, sie sind sanftmütig, unerschrocken und immerzu bereit, uns vor einem Unheil zu bewahren. Bis ich eine Karte mit dem Motiv von Paul Klee erhielt: *Vergesslicher Engel.* Hatte ich etwas vergessen, übersehen oder einen Fehler gemacht? Auf was wollte mich dieser Engel, den Blick auf seine leeren Hände gelenkt, aufmerksam machen? Paul Klee schuf seine wunderbare Engelserie, als er schwer erkrankte. Hatte er das Gefühl, dass ihn sein Engel vergessen hatte? War es Ausdruck seines feinen Humors, dass der Künstler den Engel ermahnen wollte, ihm näher zu kommen und eine seiner menschlichen Schwächen, wie die Vergesslichkeit, zu verstehen? Oder vielleicht sollte der Engel darauf hinweisen, dass man ihn nicht vergisst, besonders dann nicht, wenn man den Mut verliert, das Leben mit all seinen Aufgaben bewältigen zu können.

Wie oft fühlt man sich überfordert, obwohl man sich große Mühe gibt, alles gut und effizient zu erledigen: »Bloß nichts vergessen!« Wäre es da nicht klug, so still zu werden wie der *Vergessliche Engel* mit den dünnen Armen, die dennoch kraftvoll wirken, um alles zu durchfühlen – wie der Engel, der auf den sich bewusst werdenden Menschen wartet, damit er seine Aufgabe, dem Menschen beizustehen, auch erfüllen kann. Dem Engel gebührt liebevolle Ehrfurcht und dem »Lebenskünstler«, der ihn nicht vergisst, menschlich-warmherziger Respekt.

»In meinem Umfeld beobachte ich die Tendenz, dass Freunde, statt sich mal ordentlich aufzuregen, an jeder noch so ätzenden Situation reifen«, schreibt Birte Müller, die Mutter von Willi, einem Kind mit Down-Syndrom, die in ihrer Kolumne im Magazin *a tempo* regelmäßig aus ihrem Familienalltag erzählt. Das Reifen in schwierigen Lebenssituationen braucht Zeit, auch wenn man noch so tapfer ist. Denn das Schreckliche, das geschieht, ist schmerzvoll, und sich darüber aufzuregen und traurig zu sein, ist die beste Vorlage, um die Entwicklungsprozesse in Gang zu setzen. Dies gilt auch für Krankheiten oder gar für die Geburt eines behinderten Kindes.

Die junge Mutter könnte sich fragen, wo denn ihr Engel gewesen ist, als sie mit Willi schwanger war und die Frage auftauchte: »Habt ihr das denn nicht testen lassen?«

Was könnte man da Gescheites antworten, ohne endlos argumentieren zu müssen? Der Vater eines Kindes mit Down-Syndrom hat eine Liste für »Bullshit-Bingo« erstellt, Karten mit den blödesten Sprüchen, die er dann innerlich gemeinsam mit seiner Frau abhaken konnte, wenn sie sich bei einem Gespräch für die Existenz ihres Kindes rechtfertigen mussten. »So etwas muss heute doch nicht mehr sein«, stand ganz zuoberst. »Und der Kostenfaktor ist auch zu bedenken.« Dem versteckten Vorwurf an die Eltern stellt sich die Autorin entgegen: »Man darf etwas falsch machen, auch wenn die Anderen genau wissen, wie es richtig wäre.«

Die Autorin und Illustratorin stellte sich also in solchen Situationen vor, dass ihr Mann während einer solchen Unterhaltung plötzlich »Bingo« rufen, sie einander anlächeln, aufstehen und den Raum verlassen würden – das wäre doch nichts anderes, als die negativen Erwartungen zu erfüllen. Abgesehen von diesem »Bingo«, das dafür steht, dass man sich immer wieder auf das Negative stürzt statt auf das Schöne – statt Respekt – Vorwürfe. Was ist das bloß für eine verdrehte Welt? Warum führt man eigentlich keine Liste über die vielen liebevollen Dinge, die man über diese Kinder sagt? Über die vielen kleinen und großen Freuden, die den Alltag »trotzdem« ausmachen? »Wann immer ich ein Interview gebe, werde ich ausgiebig nach Diskriminierung und blöden Kommentaren befragt. Die Leute empören sich gerne – es ist ja einfach auch zu unterhaltsam.«

Fast alle Leute sind sich einig, dass auch ein behindertes Kind gut erzogen werden muss. Weshalb besonders gut, ist der engagierten Mutter ein Dorn im Auge. Nach der Geburt ihres Sohnes bekam sie ihre erste Depression, und die hat ihr einen völlig neuen Blick auf das leidige Thema »funktionieren zu müssen« ermöglicht: Man darf auch mal »Fünfe« gerade sein lassen. Selbstverständlich erzieht sie Willi, schon aus Selbsterhaltungstrieb, wie sie es selber beschreibt, doch geholfen wird ihr dabei, außer gelegentlich von der Schule, nur selten. Niemand hat Lust, mit einem Kind streng zu sein. Und sie selber auch nicht! Doch mit Willi sind sie und ihr Mann viel strenger als mit ihrer nicht behinderten Tochter Olivia. Mit Willi kann man nicht diskutieren, und seine ganz eigene Sprache versteht niemand. Das generelle Unbehagen gegenüber jeder Aufforderung braucht sehr viel Zeit. Und die hat kaum jemand: »Ach, lass ihn doch«, sind dann die Kommentare.

Wenn die Mutter, die gelegentlich ziemlich erschöpft ist – und dennoch glücklich –, Willi wie ein Drill Instructor der US-Marines, wie sie es selber beschreibt, in die Schranken weist, dann mag sie wohl nicht als mitfühlende Mutter durchgehen: Schleudert Willi seinen Schuh ins Gebüsch, dann muss er ihn auch wieder rausholen – egal, wie viel Zeit er dafür braucht. »Diejenigen Menschen, denen das zu hart erscheint, bekommen ja auch nicht zu Hause die Kartoffeln mit Sauce oder Glasmurmeln an den Kopf.« Willi lernt zwar langsam, aber ob feste Regeln gelockert werden, merkt er sofort. Bei jeder Verhaltensbesonderheit ihres Sohnes stellt sich seine Mutter, die mit Willi und ihrer Familie durch Dick und Dünn geht, die Frage: »Welchen Mehrwert hat Willi von einer Erziehungsmaßnahme?« So darf er an Tagen, an denen es für alle Beteiligten keine Rolle spielt, mithelfen, die Terrasse zu fegen, auch wenn Willi den Eimer immer wieder umkippt und bei dem Versuch, mit dem Handfeger alles erneut zusammenzufegen, den Dreck gleichmäßig und glücklich verteilt.

Einmal, Willi saß noch im Kinderwagen, wurden Mutter und Sohn von einem Mann angestarrt, ja, geradezu verfolgt, selbst im Supermarkt war kein Entkommen. Es war kein guter Tag, und die Nerven der jungen Mutter lagen blank. Am liebsten hätte sie losgeheult und den Verfolger angeschnauzt, ob er noch nie ein behindertes Kind gesehen hätte. Als er ihren erzürnten Blick bemerkte, kam er zu ihr, entschuldigte sich und erzählte mit Tränen in den Augen, er habe selber ein Kind mit Down-Syndrom gehabt, das leider viel zu früh gestorben sei. Der junge Mann wünschte ihr alles Gute: »Sie werden noch viel, sehr viel Freude mit diesem Kind haben …« Und damit hatte er genau das Richtige gesagt – voller Respekt und freundlicher Zugewandtheit aus dem eigenen Erlebten heraus. Das macht Respekt vor dem Anderssein so herzerwärmend menschlich.

Übrigens: Birte Müller erstellte in ihrem Buch *Willis Welt. Der nicht mehr ganz normale Wahnsinn* ein »Lach-Bingo!«

Schutz

Sich selber zu schützen, wird häufig gleichgesetzt mit »sich abgrenzen müssen« vor zu vielen Eindrücken. Die wunderbare, sensible Fähigkeit des Wahrnehmens, was in der Atmosphäre mitschwingt, wird häufig als Schwäche bezeichnet: »Zu wenig belastbar« kann für den Betroffenen ein vernichtendes Urteil sein, besonders dann, wenn die berufliche Zukunft davon abhängt. Psychologisch spricht man von Grenzen, von Mauern, die man unsichtbar um sich herum aufbauen kann. Doch durch heftige emotionale Erdbeben wird das Gemäuer brüchig, und die bröckelnden Steine fallen als Blockaden auf die eigene Seele zurück.

Es ist wie Schach spielen mit sich selbst. Am Ende kommt es zu Schachmatt, einer ausweglosen Patt-Situation. »Nichts geht mehr. Es gibt keine machbaren Lösungen.« Man fühlt sich alleine gelassen mit den unlösbaren Problemen. Und tatsächlich, sich aufzureiben, um pragmatische Lösungen herauszufinden, führt lediglich zu raffinierten Bauplänen für die Staudämme nach außen.

Die Kontrolle aufzugeben, lernen, sich selber auszuhalten, sind Bewegungen nach innen. Durch diese Veränderung des Fokus – statt alle Antennen nach außen zu richten, wie hoch die eigene Mauer in heiklen Momenten sein müsste –, geht die Konzentration nach innen. Die Seele ist dankbar dafür! Durch den Entschluss, sich der Realität der eigenen Innenwelt zu öffnen, entdeckt man jenseits der Gewohnheiten einen weichen, elastischen Schutz, der jeden Menschen unsichtbar umhüllt. Dieser innere Raum weitet sich und wird immer tiefer, je mehr Stille man auszuhalten vermag.

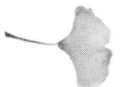

Sara, das Zigeunermädchen, läuft barfuß über das Kopfstein-pflaster des Städtchens Saintes-Maries-de-La-Mer an der franzö-sischen Mittelmeerküste. Sie trägt eine violette Bluse, einen ra-benschwarzen, weiten Rock, der bis zu den Knöcheln reicht und der, wie die Bluse, die sich über ihre jungen Brüste strafft, zerris-sen ist. Unter den Schlitzen blitzt ihre gebräunte Haut hervor. Feine Fäden haben sich gelöst und spielen mit dem Wind. Sara betritt die kleine Kirche, in der sich jeden zweiten Sonntag die Zigeuner zu ihrem Ritual treffen: Alle, Junge und Alte, bringen etwas mit – ein selbstgeflochtenes, farbiges Band; einen Haar-schmuck, Heilkräuter, die sie auf der Straße verkaufen oder den Bedürftigen schenken.

Sie bilden einen Kreis um ihre Kultstätte, den quadratischen, hellgrauen Kubus aus Marmor, der von weißen Punkten übersät ist. Sie leuchten auf, wenn die Sonne durch das Kirchenfenster scheint. Seit Wochen sucht Sara die Nähe von Raffael. Möglichst unauffällig erobert sie sich den Platz, um dem jungen Mann ge-genüber zu stehen. Den Blick nach unten gesenkt, stellt sie sich vor, einmal seine braunen Haare, die bis zu den Schultern rei-chen, zu berühren.

Raffael, umschwärmt von lachenden Mädchen, würdigt Sara keines Blickes. Sara, die Unscheinbare, lebt in ihren Traumwel-ten: Mit Raffael unternimmt sie in ihrer Vorstellung lange Wan-derungen am Strand: der große Himmel über ihnen und die Wärme der Erde unter ihnen, bis sie sich in die Wellen hineinwerfen und sich in die Arme fallen. Manchmal aber, wenn sie sich ganz besonders intensiv ihren Empfindungen hingibt, beginnt ihr ganzer Körper zu zittern: Plötzlich fühlt sie sich schutzlos und verloren in dieser Welt. Das Lachen der anderen Mädchen dröhnt in ihren Ohren. Das Glücksgefühl, jemanden gefunden zu haben, der sie will und liebt, verschwindet im Niemandsland.

Schön wie die anderen Zigeunerinnen hatte sich Sara nie gefühlt. Im Gegenteil! Sie ist nicht hässlich, aber irgendwie doch – ihren Körper mag sie nicht, und ihr fällt nie etwas Witziges ein, etwas Verführerisches. Das Unbeschwerte ist ihr fremd. Sie, die Fleißige, bleibt stets nur Zuschauerin, wenn die anderen tanzen.

Die Traumreisen nehmen dann ein jähes Ende: »Es ist nicht für dich bestimmt – das größte Glück der Zugehörigkeit. Also, reiß dich zusammen …« Sara bindet ihre langen braunen Locken zusammen und versteckt sie unter ihrem Strohhut. Schnurstracks und den Kopf in den Nacken geworfen, geht sie zur Arbeit in das kleine Geschäft, in dem Krimkrams feilgeboten wird. Hier darf sie, wenn sie nicht auf der Straße ihre Kunden sucht, mithelfen und bekommt zu essen.

Über Raffael und ihre geheimen Wünsche kann sie mit niemandem sprechen. Ihre Eltern hatten sie als zwei Wochen altes Baby, in farbige Tücher eingepackt und unter die große Esche im Garten der Kirche gelegt. Eine fromme Frau hatte das Bündel entdeckt und zu sich genommen. Sara wuchs bei ihr auf, in einem kleinen Holzhäuschen, das aus zwei Zimmern und einer offenen Feuerstelle bestand, die angenehme Wärme verbreitete; darüber hing ein Kessel, in dem es immer warmen Tee gab. Vor wenigen Monaten ist die gottgläubige Frau gestorben. Sie ist einfach eingeschlafen und nicht mehr erwacht. Seitdem fühlt sich Sara noch mehr verloren als sonst. Wer würde sie jetzt noch beschützen? Es ist, als würden sie alle Menschen, denen sie begegnet, anstarren und ihre Blöße sehen. Sie schämt sich und fühlt sich schuldig, ohne zu wissen, wofür. Für ihr eigenes Versagen, dass es ihr nicht gelang, Raffael für sich zu gewinnen?

Sara hat für ihre verstorbene Pflegemutter den kleinen Holztisch direkt unter dem Fenster mit einer Spitzendecke und einer Kerze geschmückt. Wenn sie ganz besonders traurig ist und das Verlorensein fast unerträglich wird, zündet sie die Kerze an und beginnt mit dem Menschen, der ihr das Leben gerettet hatte, zu sprechen. Alles, was in ihrem Herzen brennt, kleidet sie in ihre ureigenen Worte. Niemand muss sie verstehen, und doch fühlt sie sich gehört, verstanden und vor allen Dingen auf eine wunderbare Art und Weise getröstet und beschützt – von der Seele, die zwar nicht mehr in dieser Welt lebt und doch aus einer unsichtbaren anderen über sie wacht.

Eines Tages entdeckt Sara auf dem Markt einen grauen, gewobenen Wollmantel. Er ist viel zu groß, zu lang für ihre kleine Gestalt und viel zu warm. Doch Sara weiß nur eines: Den will ich! Sie kramt ein paar Taler aus ihrer Rocktasche und legt sie dem Händler in die hohle Hand. Er sieht das Geld und nickt. Als er die Summe der Münzen überschlägt und lauthals fluchend bemerkt, dass er kein gutes Geschäft gemacht hat, ist Sara längst auf und davon. Das Laufen in dem Riesenmantel ist zwar beschwerlich, doch er gibt ihr ein herrliches Gefühl, in das sie sich verkriechen kann. Dass man Sara und ihren Mantel jetzt anstarrt und einige sogar den Kopf über ihre seltsame Erscheinung schütteln, ist ihr völlig egal. Denn sie ist nicht mehr den Einflüssen der Welt gnadenlos ausgesetzt: Der riesige Wollmantel gibt ihr Schutz und Geborgenheit. Er musste ein himmlisches Geschenk ihrer Pflegemutter sein!

Schweigen

»... Etwas ist in den Garten getreten,
und das Gitter hat nicht geknarrt,
und die Rosen in allen Beeten
beben vor seiner Gegenwart.«

RAINER MARIA RILKE

»So fühle ich, so habe ich mich gefühlt, und so wird das Gefühlte zur Vergangenheit ... «Wenn man in den Gefühlen lebt, wird die Wortlosigkeit geboren. Man kann nicht anders, als still zu werden und dem Unsagbaren zu folgen. Die Worte bleiben aus, und auf eine wundersame Weise findet Begegnung statt. Man vergisst das »Gegen«, das im Wort Begegnung wie ein Keil in einer halboffenen Türe steckt, und entdeckt ein Miteinander – durch kein Wort gestört. Es gibt nichts mehr zu sagen, weil alles gesagt ist, ohne etwas zurückzuhalten, bis hin zum Schweigen. Im Schweigen liegt eine Stimmung der Liebe, die das zusammenführt, was zusammengehört.

»Toll, dass du wieder fit bist!«, sind häufig die aufmunternden Worte, wenn jemand eine schwere Krankheit hinter sich hat. Man fragt sich, weshalb man mit Bemerkungen dieser Art so viel Mühe hat. »Man liest vom Verstummen des Lazarus, der nach

139

seiner Wiedererweckung geschwiegen hat. Und fühlt sich verstanden und aufgehoben ... « Der Schweizer Autor Thomas Hürlimann erkrankte an Krebs, und beim Erwachen auf der Intensivstation, völlig desorientiert, kam ihm plötzlich in den Sinn: »Jetzt geht es mir ein bisschen wie dem auferweckten Lazarus. Tatsächlich vollbringt die moderne Medizin wahre Wunder, und es hilft einem, wenn man anhand einer biblischen Figur seine Situation begreifen kann.«

Die Kirchen sind leer, und man wird vom Glauben an Gott dispensiert wie von einem Schulunterricht, an dem man wegen Unbehagen und diffusen Bauchschmerzen nicht teilnehmen kann oder will. Moral- und Ethik-Debatten sorgen für eine aufgeklärte Gesellschaft, und doch werden die Menschen nicht zu Agnostikern. Ein kurzes Gebet des ehemaligen New Yorker Gouverneurs Thomas E. Dewey, das er zum ersten Mal 1959 zitierte, bringt es auf den Punkt. »Allmächtiger, behüte mich davor, dass ich schwatzhaft werde, und insbesondere vor der schlechten Gewohnheit zu denken, dass ich über alles und bei jeder Gelegenheit reden muss.«

Tief in der Seele ist das Schweigen, in dem das Leiden der Menschen geborgen ist. Und wie wunderbar ist es, wenn im Schweigen die Lasten abfallen und man das Glück der Stille kennenlernt, nicht nur vom »Hörensagen«.

Staunen

*»Nicht müde werden, sondern dem Wunder, leise wie
einem Vogel, die Hand hinhalten.«*

HILDE DOMIN

Es ist erstaunlich ... Das Staunen hat seinen ursprünglichen
Zauber eingebüßt. Mit emotional aufgeladenen Behauptun-
gen werden kollektive Ängste geschürt, und dies geschieht
vor allen Dingen mit irreführenden Wortbildern. Nehmen wir
zum Beispiel die »Flüchtlingsproblematik«. Problematik – also
finden wir eine Lösung. Aber es gibt keine Patentlösung, wir
können nur mit allen Bewusstseinskräften den Boden vorbe-
reiteten, damit die individuellen und kollektiven Prozesse gestaltet werden können – auf sehr lange Sicht. Bereits 1995
sagte der Schweizer Schriftsteller Max Frisch: »Sie reden von
Zahlen, und es kommen Menschen.« Auch der Begriff »Völ-
kerwanderung« ist nicht zutreffend, denn die Menschen wan-
dern nicht, sie flüchten. Es ist erstaunlich, dass nur wenige
das mentale Durcheinander, das Worte in den Köpfen der
Menschen verursachen, bemerken.

Im gedanklichen Durcheinander bleibt für das natürliche,
im Menschen angelegte Staunen über das Wunder Leben
wenig Raum. Der Stille des andächtigen Staunens über den
Glanz der Weltenweiten könnte man nachtrauern. Denn

ohne das Staunen kann die Seele nicht aufwachen. Sie braucht diesen feinen Moment des Innehaltens, des Ergriffenseins, um über das Neue, das Überraschende, das Zauberhafte, das Humorvolle und das Lehrreiche zu staunen. Als Dimitri, der liebenswerte Clown, Kabarettist und beseelte Lebenskünstler, an seinem 80. Geburtstag gefragt wurde, was das Schönste in seinem Leben sei, antwortete er: »Das Staunen!«

Die kreativen Kräfte im Menschen versetzen uns immer wieder neu in Staunen. Die Imagination – unsere Vorstellungen und inneren Bilder – erschafft fantastische Fantasiewelten; sie befeuert den gedanklichen Erfinder- und Forschergeist. Die Inspiration beflügelt durch ihre Eingebungen aus »heiterem Himmel«, und die Intuition fällt als leise Ahnung in uns hinein: Sie ist etwas noch nie Dagewesenes, völlig Überraschendes, eigentlich Unmögliches, das sich jenseits der bisherigen Erfahrungen offenbart. Manchmal ist es gar ein »großer Wurf«, der eine Lebensaufgabe beinhaltet, die man sich nie vorgestellt hätte und die sogar die Welt verändert.

So mag es wohl auch dem japanischen Forscher Masaru Emoto (1943–2014) ergangen sein, als er die Ergebnisse seiner Forschungen in den Händen hielt und sich seine Ahnungen als Tatsachen erwiesen. Er schrieb »Dankbarkeit« auf einen Zettel und klebte ihn auf eine Wasserflasche. Was veranlasste das Wasser, bei diesem Wort einen wunderschönen Kristall zu bilden und bei »Idiot« einen hässlichen, mickrigen, in sich zusammengezogenen? Die Schwingung und die Wirkung der Worte auf das Wasser demonstrierte Emoto mit seinen Bildern, indem er die geometrische Struktur des Wassers als Kristall bei minus dreißig Grad unter dem Mikroskop fotografierte. Das sichtbare Ergebnis verblüffte die Menschen.

Daraufhin entstanden weltweit verschiedene Initiativen, die die Kostbarkeit des Wassers als Grundlage des Lebens ins Bewusstsein der Menschen brachten und dazu führten, sich vermehrt für das Menschenrecht auf Wasser zu engagieren und unser »Lebenswasser« zu schützen. Wasser ist ein sensibler Resonanzboden für atmosphärische Schwingungen und entwickelt je nach Frequenz Gestaltungsprozesse in einer neuen Qualität und Dynamik. Es fließt in einem ständigen Fluss der Töne, leicht und in nahezu unerschöpflicher Fülle. Deshalb brauchen wir sauberes Trinkwasser, nicht nur, um unser physisches Leben zu erhalten, sondern auch um unsere Seelenkräfte zu stärken. Rudolf Steiner (1861–1925) beschreibt, dass die Erde ganz besonders dort, wo sie wässrig geworden ist, von Sphärenharmonien durchströmt wird: »Flutend in lebendiger Fülle – rauschend, brausend, dröhnend, plätschernd, zu raunen beginnend in den mannigfaltigsten, sich ständig verändernden Klangbildern.«

Das Staunen ist eine wunderbare Fähigkeit, die Sensibilität voraussetzt. Vielleicht hat es auch damit zu tun, dass man das Innere Kind nicht vergessen hat: Es ist eine natürliche Andacht, die nichts mit Frömmigkeit zu tun hat; ein beredtes Stillwerden, in dem das allgemeine »Geplapper« zum Schweigen gebracht wird. Das Staunen wirkt unmittelbar. Und ganz besonders erkrankte Menschen laden uns dazu ein, das Staunen auf eine ganz neue Art und Weise zu erlernen. Wenn Sie einen an Alzheimer-Demenz erkrankten Menschen begleiten, dann wird zum Beispiel Ihr Staunen über die Schönheit einer Rose, das Sie in Worten ausdrücken, die Seele des Erkrankten erreichen. Ihre Stimmung wird von Ihrem Gegenüber aufgenommen, das sich nicht mehr in zusammenhängenden Worten ausdrücken kann. Diese Menschen sind auf die feinen Zwischentöne angewiesen: »Höre, bitte, was ich nicht sage …« – »Lies in mir, zwischen den Zeilen, das, was ich nicht (mehr) zu sagen imstande bin!«

Wir können erkrankten Menschen mit einem offenen Herzen tiefer begegnen, nämlich dort, wo sie jetzt sind, in ihren seelischen Empfindungen. Und es wäre wünschenswert, nicht nur an das Gehirn zu denken, sondern den ganzen Menschen zu erfassen und wahrzunehmen, dass sich Bewusstsein im ganzen Organismus entfaltet. Wenn unsere Organe sprechen könnten, sie würden es uns erzählen. Auch behinderte Menschen sind in diesem Sinne voll und ganz in ihrem Geist da, nur sind sie nicht mehr in der Lage, diese Kraft auszudrücken.

Der Impuls, der durch verschiedene Krankheitsbilder unserer Zeit vermittelt wird, trägt unter anderem dazu bei, sich die mitfühlende Seelensprache anzueignen. Die Worte, die die Stimmung des erkrankten Menschen aufnehmen und spiegeln, entfalten eine heilende Kraft, die mit einer abstrakten, intellektuellen Sprache nicht zu erreichen ist. Und das Staunen – ein Aufwachen des Herzens – gehört dazu.

Trost

Trost ist die Zwillingsschwester der Liebe – ohne echte Herzenswärme ist der gespendete Trost für denjenigen, der in Not ist, eine Quälerei. Wie lästig ist ein »Pseudo-Mitgefühl«, joviales Schulterklopfen oder ein begütigendes Tätscheln. Schneller, als man etwas sagen kann, nämlich: »Ich möchte gerne selber laufen, eben langsam, ich habe ja Zeit …«, ist ein Rollstuhl organisiert, der den offensichtlich verletzten Menschen durch die Hotelhalle schiebt. Wie fein ist doch der Grat zwischen einer hervorragenden Organisation, die nicht hoch genug zu schätzen ist, und der persönlichen, mitmenschlichen Sensibilität, mit der man herausfühlt, was in diesem Moment angebracht ist und was nicht.

Die Wertschätzung für das Anderssein im weitesten Sinne, auch für die Vielfalt und den Reichtum anderer Menschen, ihre Individualitäten und Kulturen, kann schönster Trost sein, wenn man sich hilflos fühlt. Die vielen »Losigkeiten«, wie seelenlos, sprachlos oder mutlos – sie brauchen alle das tröstende Mitfühlen. Wir sind soziale Wesen, und ein einfaches »Ich bin mit dir!«, das man fühlen kann, hilft, eine Brücke über den Abgrund der Trostlosigkeit zu bauen.

Es wäre wünschenswert, eine echte Trostkultur zu entwickeln, um die Sprachsensibilität zu schulen und die Intuition zu entwickeln, die Worte findet, die wirklich ankommen. In liturgischen Feiern, dort wo viele Menschen Trost suchen, ist die Sprache das bedeutendste Medium. Die wahrhaftigen Worte spielen im Leben und Glauben eines Menschen eine entscheidende Rolle. Die liturgische Sprache hat dabei einen großen Stellenwert – aber erreicht sie den modernen Gottesdienstbesucher, der nicht von Kindheit einer Konfession angehört und sie nach wie vor praktiziert? Der Trost mag in der Gewohnheit liegen, doch wie ergeht es Menschen ohne religiöse oder wenig religiöse Bildung? Häufig ist eine Predigt sprachlich so komplex und abstrakt, dass sie die Seelen der Menschen nicht mehr erreicht: Statt getröstet, fühlt sich der Mensch überfordert und wird vermutlich der nächsten Feier fernbleiben.

Vieles kann Trost spenden: Menschen, die achtsam das Gegenüber wahrnehmen; die Schönheit der Natur, die Zuwendung des Tieres, mit dem man sich verbunden fühlt; die Poesie und die Bücher, die uns glücklich machen, und die Musik, die Klang gewordene Sprache. »Der Ton macht die Musik« – flüsternd, das Baby in den Armen wiegend; sprechend ohne Erwartung. Oder den Song trällernd, der an die erste Liebe erinnert, oder andächtig im Konzertsaal der Musik lauschend, die alle Oberflächlichkeit durchdringt.

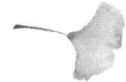

Eine junge Frau mit Rucksack geht, ohne nach rechts und links zu sehen, den schmalen Waldweg entlang. Sie hat es offenbar eilig. Plötzlich bleibt sie stehen und geht langsam, vorsichtig und nur auf den Zehenspitzen, ein paar Schritte zurück zu dem Holzhaus, das von einem Gemüsegarten und blühenden Lavendelsträuchern eingerahmt ist: die Kinderkrippe. Ihre dreieinhalbjährige Tochter ist seit einer Woche dort. Zu Beginn ging alles gut – das Eingewöhnen in eine kleine Gruppe mit fremden Kindern und das Vertrautwerden mit den dort üblichen

Ritualen. Doch eines Tages drängt sich Maria durch die verschränkten Beine der Krippenleiterin Heidemarie hindurch, weint lauthals und rennt, als wären gefährliche Tiger hinter ihr her, die sie gleich verschlingen würden. Schluchzend wirft sie sich in die Arme ihrer Mutter: »Mami, Mami, Heidemarie hat mich nicht gut getröstet.« Zu Hause nimmt die Mutter das Glockenspiel hervor, das Maria so liebt. Die Welt ist wieder in Ordnung.

Und!

Es ist unauffällig, dieses kleine Wörtchen »und«. Doch es ist von großer Bedeutung, nicht nur wegen dem Punkt, dem Ausrufezeichen oder dem Fragezeichen. Die Interpunktionen geben den Worten und damit der Persönlichkeit des Menschen Ausdruck, sie vermitteln Nachdruck und Offenheit für die Fragen, die Antworten suchen. Sie akzentuieren die Sprache und verdichten das Nachdenken und das Vordenken. Sie geben das Maß an: Das war's dann. Keine Widerrede! Und? Vielleicht ist doch alles ungewiss, in einer Zukunft, die maßlos sein könnte – wenn man zum Beispiel nicht genügend nachgedacht oder gar zu wenig vorgedacht hat. Doch wer bestimmt dieses Maß? Wer legt die Messlatte an? Sind es (immer noch) die Eltern, die mahnend die Hand erheben: »Und? Was hast du dir vorgestellt, wie soll es jetzt weitergehen?« Oder ist es eine andere autoritäre Stimme, die die eigenen Entscheidungen beeinflusst?«

Meist ist es die eigene Stimme, die einschüchtert und verunsichert: »Wenn man das tut, dann ... Dann wird es entweder besser, schlechter oder einfach gut? Aber wer weiß das schon: Na und!«

»Aber« heißt der innere Saboteur des bedeutungsvollen »Und«. Denn das »Und« befreit aus dem »Entweder – oder« und fügt zusammen, was zusammengehört: Himmel und Erde, Tag und Nacht, Hell und Dunkel, Freude und Leid. Das »Und« ist die Mitte, das dritte Element, das aus dem Kampf der Polaritäten erlöst – und Entscheidungen ermöglicht, die aus dem inneren Impuls getroffen werden, aus dem »Bauchgefühl« heraus, das den eigenen Standpunkt festigt.

Nachdenken können wir über das, was hinter uns liegt, was wir zustande gebracht haben oder nicht; was uns die Ahnen mitgegeben haben und was aus der Historie überliefert wurde. Dies tun wir mit Wehmut oder Genuss. Ein solcher Nachdenker war Epimetheus, der Titanenbruder des Prometheus, der über alles nachdachte, was ihm entgegentrat. In Gedanken versunken, nahm er den Unterschied zwischen Tag und Nacht nicht mehr wahr, und das Geschehen in der Welt zog als Traum an ihm vorbei. Der »Nachherdenkende« in der griechischen Mythologie treibt es auf die Spitze, indem er nicht aufhören kann, über Vergangenes zu sinnieren. Damit wird eine Einseitigkeit des Nachdenkens dargestellt.

Mit dem Durchforsten altbekannter Gefilde und der Freude daran, angesammeltes Wissen zum richtigen Zeitpunkt und im passenden Kontext abrufen zu können, wird keine eigene Kreativität und Produktivität hervorgebracht. Einseitig nachgedachte Wahrheit wirkt abstrakt. Dies äußert sich häufig in einer geschliffenen Sprache, die wenig Raum lässt für die Ober-, Unter- und Zwischentöne der Seele.

Prometheus trat mit der Fackel in der Hand aus dem Dunkel der Nacht. Er ging auf die Erde und formte den Menschen aus Lehm. Da die Menschen noch leblos waren, gab er ihnen verschiedene Eigenschaften, wie zum Beispiel Klugheit, Fleiß – und von der Göttin Athene – Verstand und die Vernunft. Als Lehrmeister der Menschen widersetzte er sich dem Göttervater Zeus, der das Menschengeschlecht ausrotten wollte, so wie es von Aischylos überliefert wird. Die vorauseilende, prometheische Schaffenskraft sagt: »Ich will aus meinen eigenen Kräften gestaltend auf die Zukunft wirken!« Das erzürnte Zeus, und er versagte den Sterblichen als erste Strafe das Feuer. Prometheus, unbeirrbar zukünftig denkend, hob einen Stängel des Riesenfenchels in den Himmel, um ihn am funkensprühenden Sonnenwagen des Helios zu entzünden, und eilte mit dieser lodernden Fackel zur Erde zurück. Er, der »Vorausdenkende«, brachte der Menschheit das Feuer, die Sprache und damit das Ich.

Welch ein Raub! Zeus konnte den Menschen das Feuer zwar nicht mehr nehmen, doch sein Sinnen auf Rache war nicht zu besänftigen. Er befahl seinem Sohn Hephaistos, dem Gott der Schmiedekunst, das Trugbild einer schönen Jungfrau zu gestalten: die liebreizende Pandora, die Allbeschenkte. Mit ihr stieg er zur Erde hinab, übergab ihr die Büchse mit den unheilbringenden Gaben der Götter: die Büchse der Pandora und Epimetheus nahm trotz Abraten seines Bruders Prometheus Pandora zur Frau. Als Pandora den Deckel hob, schwebten alle Übel in die Welt, nur die Hoffnung blieb zurück. Seit dieser Zeit rasen bei Tag und Nacht Fieberkrankheiten, Leiden und plötzlicher Tod über den Erdkreis. Doch nicht nur die Menschen sollten bestraft werden, sondern auch Prometheus selbst. Zeus ließ ihn fangen und in die schlimmste Einöde des Kaukasus verschleppen und an einen Felsen schmieden. Über einem Abgrund ohne Speise, Trank und Schlaf musste Prometheus ausharren. Ein Adler fraß jeden Tag von seiner Leber, die sich zu seiner Qual immer wieder erneuerte, da er ein Unsterblicher war. Über viele Jahrhunderte blieb Zeus unerbittlich, bis der Held Herakles, von Mitleid erfüllt, Prometheus erlöste.

Die Katastrophe der Entmenschlichung in der Geschichte beginnt mit der Entmenschlichung der Sprache. Wenn die »Rauchmelder der Sprache« nicht erkannt werden und wir andere Menschen durch Worte diskriminieren, ohne uns des Ausmaßes bewusst zu sein, baut man sprachliche Feindbilder auf, die sich eines nahen oder fernen Tages als eine erschreckende Wahrheit manifestieren. Die beiden Titanenbrüder zeigen die zwei Strömungen in der menschlichen Seele auf: das Nachdenken und das Vordenken, die durch ihre jeweiligen Einseitigkeiten überborden. Das Zauberwort der Seele – das Und –, das die Querdenker einbringen, verbindet das Nachdenken mit dem Vordenken zum goldenen Maß der Mitte. Die Querdenker sind die Pioniere, die mit wachem Geist Visionen entwickeln und diese umsetzen – sei es in der eigenen Familie, in revolutionären Projekten, im Beruf oder still und leise dort, wo sie leben.

Vertrauen

»Ich lebe mein Leben in wachsenden Ringen,
die sich über die Dinge ziehn.
Ich werde den letzten vielleicht nicht vollbringen,
aber versuchen will ich ihn.
Ich kreise um Gott, um den uralten Turm,
und ich kreise jahrtausendelang;
und ich weiß noch nicht: bin ich ein Falke, ein Sturm
oder ein großer Gesang.«

RAINER MARIA RILKE

Möglichst viel Glück für möglichst viele Menschen … Wenn das so wäre, könnte man dann vertrauen – in ein gutes Heute und ein noch besseres Morgen? Vertrauen ist vielschichtiger als das Glück. Es ist ein Leichtes zu vertrauen, wenn alles rund läuft, wenn man gesund ist, ein Dach über dem Kopf hat und einfach guter Dinge ist. Die äußere Sicherheit erscheint paradiesisch. Doch plötzlich schlägt der Blitz aus heiterem Himmel ein: ein Unfall, eine Erkrankung, ein Verlust, sei er finanziell oder ganz persönlich. Und man weiß nichts mehr. Wie und in was soll man vertrauen, wenn alles wankt und schwankt und kein Stein auf dem anderen bleibt?

Vertrauen verlangt Kehrtwendung, eine innere Artistik; die Fähigkeit, einzuknicken, die Hoffnung zu verlieren und ein passioniertes Dranbleiben am eigenen Entwicklungsweg, der im Tagebuch der Alltagsnotizen beim weißen, leeren Blatt beginnt: Das tiefere Vertrauen, das Ur-Vertrauen ist nicht von dieser Welt.

Das »Ur« bezieht sich auf »religio«, auf die geistige Rückverbindung mit dem Ursprung des Seins. Die Lehren und Vorstellungen dazu sind in den verschiedenen Völkern der Erde sehr unterschiedlich. Verfestigen sie sich in Dogmen, in Verurteilungen und einem Missionsbedürfnis, das die eigenen Unsicherheiten stillen soll, dann verliert Vertrauen sein stärkstes Fundament: die innere Freiheit des entwicklungsfähigen Menschen. Das unerschütterliche Vertrauen, ein menschliches Ur-Bedürfnis, gipfelt in der Liebe – die Liebe zur Schöpfung, zu ihrem Geheimnis und ihrer Heiligkeit. Verbindet sich die Liebe mit der eigenen Willenskraft, erlebt man die innere Weite des eigenen Wesens – die spirituelle Dimension des Vertrauens. Spiritualität stärkt das Wesen des Menschen, das Gemeinsame und Verbindende, das alle Menschen kennen – unabhängig von Bekenntnis, Religion und Rasse.

Der dänische Philosoph Søren Kierkegaard beschreibt in einer Geschichte, was es bedeuten würde, wenn man einem Clown glauben würde: »Eines Tages brennt das Zirkuszelt. Der Clown wird ins Dorf geschickt, um Hilfe zu holen, in voller Montur. Er warnt die Dorfbewohner, dass die Felder rund um das Zelt gleich brennen werden und sich alles in ein Flammenmeer verwandelt. Alle müssen sofort löschen kommen. Er bettelt, fleht und schreit. Die Dorfbewohner finden seine Performance wahnsinnig komisch. Was für ein eine witzige Idee, die Leute in den Zirkus zu locken. Und niemand hört auf ihn.«

Spiegelt sich die Lebendigkeit nicht auch und vor allen Dingen in dem, was man nicht erwartet? Wie wunderbar wäre es, das zu erkennen, was uns die großen Künstler, im Kostüm des Clowns, widerspiegeln: das Lachen und Weinen, die Leichtigkeit und die Schwerkraft des Lebens; den feinen Humor und den lauten Klamauk; das geschminkte Gesicht und die nackte Wahrheit dahinter! Vertrauensvoll auf das Leben schauen; möglicherweise umdenken, die eigenen Gefühle ordnen und das Handeln auf den inneren Impuls gründen, der von fernher das Erlebte und Durchdachte geläutert und gewandelt zurückbringt – an jedem neuen Morgen.

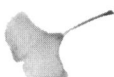

»Ich habe immer gewusst, wenn etwas passieren soll, wird es geschehen«, sagt die Frau, die seit dem schweren Motorradunfall querschnittsgelähmt im Rollstuhl sitzt. Auf den vielen Reisen durch Europa lenkte ihr Mann die schwere Maschine, sie waren für ihre Freunde die zwei wilden Piraten – mit unbändiger Lebensfreude: sie die Räuberbraut und er der Held! »Wir waren so glücklich. Ich spürte Margrit hinter mir, und das war wunderschön.« – Margrit wird von ihrem Mann liebevoll umsorgt. Sie weiß, dass er sehr unter seinen Schuldgefühlen leidet und manchmal, wenn der Schmerz für ihn schier unerträglich wird, am liebsten mit ihr tauschen würde.«

»Das ist ja unsinnig«, kontert sie, »ich könnte mich nie so gut um ihn kümmern, wie er es jetzt für mich tut.« Doch für ihn als Lenker, der aus ungeklärten Gründen die Gewalt über die Maschine verlor, ausgerechnet in einer Kurve – das »Hineinliegen« liebten beide ganz besonders –, wird es wohl für immer schmerzvoll bleiben. Umso dankbarer ist er seiner Margrit, dass sie mit dem Ganzen so gut umgeht und das Vertrauen ins Leben wie durch ein Wunder behalten hat. »Das hilft mir sehr, obwohl es mir immer einen Stich ins Herz versetzt, wenn ich realisiere, dass sie nie mehr laufen kann.«

Zu Beginn scheint der Wunsch, noch einmal gemeinsam durch die Natur zu brausen, völlig unmöglich. Doch Margrit lässt nicht locker. Im Seitenwagen könnte sie sitzen. Und dann, nichts wie los! Ihr Held nimmt Fahrstunden, und dann wird es ein unvergesslicher Ausflug, am Ufer des Murtensees entlang: »So viel Schönes habe ich erlebt. Und so viel Schönes erlebe ich. Mein Schicksal meint es gut mit mir.« Auch im Seitenwagen!

Wahrhaftigkeit

Jemand, der wahrhaftig ist, gilt als authentisch. In diesem Sinne wäre die Wahrhaftigkeit ein enormer Wert, der in unserer Zeit in aller Munde ist und allerorten als unverzichtbar angesehen wird. Man spricht in der westlichen Welt von einer massiven Sehnsucht nach Echtheit, nach Ungeschminktem, nach Wahrhaftigkeit. Und dennoch stellt sich immer wieder die Frage: »Ist das wahr, ist es glaubwürdig?«, oder: »Zeigt hier jemand wirklich sein wahres Gesicht?« Es scheint darauf keine schlüssige Antwort zu geben.

Wir zimmern uns viele Selbstbilder, um wahrhaftig zu wirken, und es stehen unzählige Möglichkeiten offen, sich dies zu erschaffen. Dass der soziale Austausch den Menschen prägt und er durch Nachahmung lernt, ist unbestritten. Ebenso die Aussage von Michael Tomasello vom Max-Planck-Institut für evolutionäre Anthropologie in Leipzig: »Wir sind ›ultrasoziale‹ Wesen, deren brillanteste Fähigkeit es ist, die Geisteszustände anderer zu lesen und darauf zu reagieren. – Ein Kind, das auf einer Insel ohne sozialen Kontakt aufwächst, hätte als Erwachsener nicht mehr Geist als ein Affe.« Doch das, was des Menschen wahren Kern ausmacht, kann in den unzähligen Studien der Wissenschaftler und Forscher naturwissenschaftlich nicht bewiesen werden. Dies könnte den großen Vorteil beinhalten, dass sich die Wahrheit nicht instrumentalisieren lässt. Die wahrhaftigen Worte zu erkennen, wird damit zu einer individuellen Aufgabe: Wir können uns wie ein Chamäleon ständig den Einflüssen im Außen anpassen und uns je nach Umständen und Situationen neue Selbstbilder aneignen, doch die Wahrheitssuche bleibt eine persönliche Herausforderung. Wir sind auf uns selbst zurückgeworfen, egal, wie viele Funktionen und Rollen wir im Leben spielen. Das Menschenbild bewusst in sich zu entwickeln, das den eigenen inneren Werten entspricht, bringt uns der Wahrheit nahe. Die Wahrheit ist immer gegenwärtig, auch wenn wir sie (noch) nicht zu erkennen vermögen. Die Wahrheit sucht sich ihre Denker! Sie sucht sich die Menschen, die sie fühlen und empfinden können. Und sie erleichtert immer! Deshalb kann man niemanden von der Wahrheit überzeugen: Sie spricht für sich selber!

Es gibt viele Wege, wahrhaftig zu werden. Ein ganz besonders direkter ist jener der handgeschriebenen Worte. Wie kostbar ein handgeschriebener Brief ist, gerade in der heutigen Zeit, in der solche Kleinode immer seltener werden, spürt man sofort, wenn man eine liebevoll ausgewählte Karte, handgeschrieben, in den Händen hält. Die Handschrift bündelt die Energien und bringt das, was die Seele wahrlich sagen will, zu Papier.

»Hand aufs Herz« – ein Ausspruch der eine Frage oder eine Antwort sein kann: »Sagst du die Wahrheit?« Oder der Sprechende beteuert mit dieser Geste: »Das, was ich sage, stimmt und kommt von Herzen.« Der Wahrheitsgehalt der Worte liegt auf der Hand.

Die Handschrift und die Sprache sind Ausdruck der Persönlichkeit; sie geben ihr eine einzigartige Identität, die sich im Laufe des Lebens weiterentwickelt und formt. Die Handschrift fördert das Denken, das Erinnern und das Verstehen; nicht umsonst heißt es »begreifen« und »erfassen«. Untersuchungen bestätigen, dass Studenten, die sich während der Vorlesung handschriftliche Notizen machen, das Thema besser begreifen und verinnerlichen als jene, die mit dem Laptop mitschreiben. Beim Schreiben von Hand ist man langsamer, so dass man nicht alles aufschreiben kann, sondern man muss zusammenfassen, umformulieren und bilanzieren. Mit anderen Worten: Das Schreiben von Hand zwingt zum eigenständigen Denken. Hinzu kommt, dass mit handschriftlichen Notizen eine Verbindung von Hand und Herz entsteht – das aufgeschriebene Wort fließt vom Herzen in die Hand oder umgekehrt von der Hand ins Herz, so dass die Gedanken mit einem Gefühl beseelt werden. Dabei geht es nicht um die Inhalte, die vermittelt und gelernt werden, sondern um das sensitive Empfinden des Schreibenden, der in den Momenten des Schreibens wirklich mit seinem Wesen anwesend ist.

Jede Handschrift hat ihre spezielle Aura, die durch keine Kommunikationsform ersetzt werden kann. Zudem gibt es das Ungleichzeitige: die Pause, die zwischen Schreiben, Absenden, Empfangen und Antworten liegt und die Zeit zum Nachdenken gibt. Fließen handgeschriebene Worte aufs Papier, stellen sie ein Abbild der Wahrheit dar, die man spürt und die zu weiteren Gedankengängen anregen. Nehmen wir zum Beispiel die literarische Gattung des Briefes. Man denke nur an die Paulusbriefe oder an die Briefe Senecas. Im Zeitalter des Humanismus entstand geradezu eine unbändige Lust, sich brieflich zu äußern. Die lateinisch geschriebenen Briefe des Erasmus von Rotterdam füllten ein Dutzend Bücher und sollten Glanzstücke der Bildung sein. Man vermutet, dass Goethe 20 000 Briefe an 1700 Adressaten versandt hat. Die magische Ausstrahlung seiner Briefe, besonders die 1770 Schriftstücke an Charlotte von Stein, an seine Frau Christiane, an seine Mutter und an Marianne von Willemer, übertrug sich direkt auf den Empfänger und pflegte aufs Schönste die emotionalen Verbindungen.

Seit der Entwicklung der Schriftsprache 4000 v.Chr. in Mesopotamien hat der Mensch seine Schreibwerkzeuge weiterentwickelt. Es begann mit den Tontafeln der Sumerer, gefolgt von der Erfindung des Papiers, über das Schreiben mit Schilfrohren, Federn, metallenen Füllern, Schreibmaschinen bis zur Erfindung des Kugelschreibers, der seinen Siegeszug um die Welt antrat, und sie ging bis hin zum Keyboard.

Es ist bemerkenswert, dass der Verlust der als altmodisch geltenden Handschrift in eine Zeit fällt, in der so viel geschrieben wird wie nie zuvor. Durch die neuen Schreibtechnologien boomt der Schriftverkehr: Man schreibt sich wie wild, und zwar alles zu jeder Tages- und Nachtzeit. Die kritische Frage, ob das Geschriebene für Absender und Empfänger wesentlich ist, schreibt man sich weg und erschreibt sich dafür eine Identität, die weniger Hand und Fuß hat, da sie einem Fass ohne Boden gleicht und ständig bedient werden muss.

Heutzutage ist es eine Seltenheit, einen handgeschriebenen Brief zu erhalten, und der Füllfederhalter wird allenfalls noch zum Unterschreiben eines Vertrages gezückt. Auf einer Auktion erlöste ein Brief von Napoleon Bonaparte aus St. Helena eine Rekordsumme. Dies zeigt, dass der Brief mit der ästhetischen Qualität einer Handschrift bereits als eine Kostbarkeit angesehen wird, ganz besonders in diesem Falle, bei dem der Urheber eine große, historische Persönlichkeit ist: Der Brief ist ein Teil von ihr und damit etwas Einzigartiges. Vielleicht ist die Liebe zu einem solchen Dokument eine Reaktion auf die digitale Erschöpfung? Denn was ist an hundert E-Mails am Tag noch einzigartig?

Die Handschrift und ihre Ausdrucksform verschwindet immer mehr, und damit verkümmert ein Teil der menschlichen Seele, der mitreden, gesehen und gehört werden will. Man geht vielerorts davon aus, dass man in wenigen Jahrzehnten handschriftlich geschriebene Schriftstücke in einem Museum für verlorene Sprache besichtigen und bestaunen kann. Hand aufs Herz – könnte es nicht auch anders sein?

Hier wird sich die Seelensprache ihren Platz erobern, indem sie das goldene Maß anbietet zwischen technischer und erfrischender Kommunikation von Herz zu Herz. Denn es macht Spaß, die Seele und ihren Ausdruck in eigenen, handschriftlichen Notizen nachzulesen und sich selber darin wiederzufinden oder sich Zeit zu nehmen, einen Liebesbrief zu schreiben.

Würde

*»... Auch die Würde hat ihre verschiedenen Abstufungen
und wird da, wo sie sich der Anmut und Schönheit nähert,
zum Edeln, und wo sie an das Fruchtbare grenzt, zu Hoheit.
Der höchste Grad der Anmut ist das Bezaubernde, der
höchste Grad der Würde ist Majestät.«*

FRIEDRICH SCHILLER

»Das ist unter meiner Würde ... oder da wird die Würde mit
Füßen getreten.« Umgangssprachlich hat Würde unterschiedliche Bedeutungen – die Würde als den Achtung gebietenden
Wert eines Menschen; die Würde als Ausdruck einer erhabe-
nen Gesinnung oder im Zusammenhang mit hohen, angesehe-
nen Ämtern, zum Beispiel die der weltlichen und geistlichen
Würdenträger. »Die Würde des Menschen ist unantastbar.«
Die Menschenwürde ist somit tragendes Fundament der Menschenrechte und auch deren höchstes Ziel. In der christlichen
Anthropologie ist die Würde von Gott gegeben und nicht ver-
lierbar. Sie kommt jedem Menschen zu, unabhängig von seinen Lebensumständen und seinem Verhalten.

Der Renaissance-Philosoph Giovanni Pico della Mirandola
formulierte als Erster den Begriff der Würde, indem er dem
Menschen die Freiheit zusprach, sein Wesen selbst zu gestalten: »Die Selbstbestimmung macht die Würde des Menschen

aus.« Seit der Aufklärung wird die Würde als moralischer Wert bezeichnet, der die Würde als einen Gestaltungsauftrag versteht. Er ist durch das Individuum und die Gesellschaft zu verwirklichen. Damit gilt die Würde als ein Wesensmerkmal im Innern eines jeden Menschen selbst.

Wie könnte es gelingen, die hohe oder gar majestätische Qualität der menschlichen Würde in der eigenen Biografie zu verwirklichen? Würde beginnt mit der bewussten Wahrnehmung des eigenen Selbst und des Anderen, es ist der unverstellte Blick auf das Urbild des Menschen, auf das innere Wesen, das sich häufig hinter den persönlichen Verhaltensmustern versteckt hält.

»Aus alt mach neu …«, könnte man sich auf der Spurensuche nach der Würde zurufen, denn Würde will täglich neu erobert werden.

Was Würde sein sollte und was als würdelos empfunden wird, wird vielerorts diskutiert und ist fester Bestandteil der öffentlichen Debatte. Die seelisch-geistige Strahlkraft der Menschenwürde geht im Blick auf die äußere Welt jedoch häufig verloren. Und damit auch das würdevolle Selbstbewusstsein, das aus dem inneren Kern des Menschen erwächst.

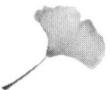

»Ich bin oft – sehr oft allein.« Die alte Dame freut sich sehr über meinen Besuch im Pflegeheim. Einmal in der Woche treffen wir uns zu einem Spaziergang. Im Rollstuhl genießt die Juristin, stets mit einer weißen Bluse bekleidet, deren Kragen mit einer feinen Goldnadel geschmückt ist, den wilden Garten – besonders an den lichten Sonnentagen, wenn die Luft vom Rosenduft und dem blühenden Lavendel durchdrungen ist. Die 92-Jährige spricht wenig, so als würde sie ihre klangvolle Stimme für das Essentielle aufbewahren, für die Worte, die aus ihrem Innern erklingen. Manchmal sind sie leise und manchmal aufbrausend: »Es ist entwürdigend, wenn mich die Pflegekräfte duzen.«

Oft sind es Kleinigkeiten, die eine freundliche Atmosphäre schaffen. Ein Blumenstrauß, weiße und lachsfarbene Gartenrosen, die Lieblingsfarben der Frau, die weiß, dass sie nur noch kurze Zeit zu leben hat, stehen auf dem runden Tisch vor dem Fenster. Es umrahmt wie ein Bild von Matisse einen Ausschnitt des Gartens. Doch neben dem geheimen Plan, den die unternehmungslustige Frau heute ausgeheckt hat, verblassen die Blumen zur Nebensächlichkeit. »Ich werde nicht gut frisiert. Gehen Sie bitte mit mir zum Friseur! Ich habe um 15 Uhr einen Termin.« Die Realität steht wie Beton vor uns: Es ist nicht möglich, ohne ärztliche Erlaubnis das Pflegheim zu verlassen.

Das Taxi ist schnell bestellt. Wie zwei Kinder, die etwas unglaublich Verwegenes wagen, schleichen wir Arm in Arm durch den Gang. Wie heiter kann doch das Leben sein! »An dieses Gefühl sollten wir uns immer erinnern«, flüstert mir die alte Dame ins Ohr.

Die weißen Locken, kurz geschnitten mit einer leichten, bläulichen Tönung, umranden das magere und glückliche Gesicht. Das junge Mädchen, das die Haare geschnitten, geföhnt und frisiert hat, holt ihre Chefin und erzählt ihr von unserem Abenteuer: »Großartig!« – »Ich danke Ihnen für das Kompliment.« Mit unschuldigem Lächeln lehnt sich Frau S. zufrieden in ihren Kissen zurück, als die Schwester im Pflegheim ihre Frisur bewundert. Die Pflegerin hat die Würde nicht verraten.

Kein X für ein U vormachen

X ist der 24. Buchstabe des modernen lateinischen Alphabets und stammt aus dem Westgriechischen, ungefähr 800 v.Chr. Als Zeichen könnte das X einen Stützpfeiler symbolisieren, wobei X ganz besonders geheimnisvolle oder unerforschte Dinge bezeichnet, wie zum Beispiel X-Strahlen (Röntgenstrahlen), X- Faktor, Terra X, Generation X. Der Klang der Xylophone, die ihren Ursprung in Asien und Afrika haben und Anfang des 16. Jahrhunderts als »Hölzernes Gelächter« in Europa bekannt wurden, diente dazu, das Unheimliche und Gespenstische zu vertreiben. Dies ist der trockenen Klangfarbe, der beim schnellen Spiel als klappernd wahrgenommen wird, zuzuordnen.

Auch in der Alltagssprache wird dem X eine ganz besondere Möglichkeit eingeräumt, um das Geheimnis der Seelensprache zu erkunden. Ein Redeschwall über das, was man am Morgen gemacht hat und was dann geschehen ist; wen man im Supermarkt getroffen hat, weshalb man keine Erdbeeren gekauft hat und dass die Autowaschanlage ausgerechnet heute geschlossen war: X! Die Erzählung, oder besser gesagt die Aufzählung der Ereignisse, stoppt abrupt. Eine kleine Atempause, und es entscheidet sich: Nochmals das Ganze von vorne, auch weil meistens der Zuhörer nichts sagt und längst nicht mehr hinhört, oder ein Bewusstseinsblitz X, sich zu besinnen: Was möchte ich wirklich sagen?

Das innere Urteilsvermögen erhält durch das X, das dem Redeschwall Einhalt gebietet, eine Chance, in Kraft zu treten: Mach mir bitte kein X für ein U vor. X, das Unbekannte und Unerforschte, versus U, das Vertrauen verdient, weil man es fühlen kann. Die Bedeutung von Urteil nicht als Wertung oder gar Verurteilung verstanden, sondern als das Ur, das den Ursprung von den Teilen trennen kann; das Urbild der Seele bedeutet, das Wesen des Menschen zu erkennen und es von den verschiedenen Anteilen der Persönlichkeit, den Rollen, die man im Leben spielt, zu trennen. Wesentliches vom Unwesentlichen zu unterscheiden, also sich ein Urteil zu bilden, ist eine Fähigkeit der Seele, die den inneren Impuls erfühlt, darüber reflektiert und den eigenen Willen nicht übergeht.

Sich kein X für ein U vormachen lassen, heißt nichts anderes als Wahrheitssuche. Die Weißrussin Swetlana Alexijewitsch, die 2013 den Friedenspreis des Deutschen Buchhandels und 2015 den Literaturnobelpreis erhielt, ist eine unerschrockene Fragerin, die der Lügenpropaganda in ihrem eigenen Land nicht aufsitzt, sondern sich ihre Informationen aus erster Hand holt, mit großem Respekt vor ihren Gesprächspartnern: Die Autorin, die Journalistik in Minsk studierte und die sich heikler und tabuisierter Themen annimmt, recherchiert tatsächlich an der Front, zum Beispiel im Afghanistan-Krieg, wo sie Kämpfer und Mütter gefallener Soldaten befragte. Ihr Buch *Die Zinkjungen* wurde zu einer krassen Entlarvung des sogenannten heroischen Feldzugs, so dass 1992 ein Prozess gegen die Autorin angestrengt wurde, dem sie nur mit ausländischer Intervention entging. Unter Mühen und Opfern, angegriffen und vom Staatsregime verfolgt, lässt sich die Weißrussin nicht davon abbringen, russische Gefühlswelten, Alltagsbefindlichkeiten und ideologische Verstrickungen zu dokumentieren. Quer durch die Generationen und Milieus kümmert sie sich um die »kleinen Leute«, die nur allzu repräsentativ für die beschädigte, russische Gesellschaft stehen.

Die Nobelpreisträgerin erzählt von den tragischen Familiengeschichten mit einer existenziellen Wucht, die erschüttert. Damit kommt sie der Volksseele Russlands sehr nahe. Diese Menschen ziehen den nationalen Ruhm einem Leben in Wohlstand und Freiheit vor und zeigen damit auf, wie die traumatisierte russische Gesellschaft ideologisch verführbar ist. »Die Demokratie und Freiheit lassen sich nicht wie Schweizer Schokolade importieren«, sagt die Autorin. »Man muss über lange Zeit hinweg Umgang mit der Freiheit haben, um die Gewohnheiten freier Menschen ausbilden zu können.«

Als Verräterin gebrandmarkt, dürfen ihre Bücher, die jenseits von nationalen Zuschreibungen den Menschen und damit letztlich der Menschlichkeit dienen, nur im Ausland veröffentlicht werden. Der Stimmenchor der Menschen, die sonst nicht gehört werden, ist auch von politischer Kraft.

Die aus Gesprächen destillierten Geschichten zeugen von individuellen Dramen und fangen damit eine ganze Epoche der jungen russischen Geschichte ein. Swetlana Alexijewitsch ermutigt mit ihrem dokumentarischen Epos dazu, hinzuschauen, hinzuhören, das beredte Schweigen betroffener Menschen auszuhalten und dranzubleiben, sich kein X für ein U vormachen zu lassen: ein Weckruf ohne Wenn und Aber.

Von Yes, we can zu Yes, we do

Der Buchstabe Y stammt aus dem Griechischen und bedeutet »schlichtes I«. Er ist einer der jüngsten im lateinischen Alphabet und teilt sich seine Geschichte mit dem U (in der Seelensprache das Und), dem V (Vertrauen) und dem W (Wahrhaftigkeit und Würde). Vertraut man dem Ypsilon als schlichtem I, dann könnte das Ergebnis wahrhaftig und würdevoll sein. Die Entschlusskraft »Yes, we can« und die daraus erwachsende Handlung »Yes, we do« würden einem der jüngsten Buchstaben die Ehre erweisen, den Blick nicht mehr zurück zu den alten Dogmen zu wenden, sondern in die Zukunft zu lenken.

Zur Frische des jugendlichen Buchstaben Y könnten auch neu zusammengesetzte Worte gehören, wie sie die Kulturwissenschaftlerin Tiffany Watt Smith mit Vergnügen ersinnt. Als »Matuto-lypie« bezeichnet sie die morgendliche Beklommenheit beim Erwachen. Zusammengesetzt ist das Wort aus dem Namen der römischen Göttin des Morgens, »Mater Matuta«, und dem griechischen »lype«, Bedrücktheit. Die Worte klingen exotisch, doch sind sie als vertraute Emotionen bekannt. Die Fundstücke aus der Vergangenheit werden so zu interessanten Impulsen, um über Bedeutung und Nutzen für die Zukunft nachzudenken. »Wir brauchen nicht weniger Worte für unsere Gefühle, sondern mehr. Und sie sollten nicht die Sprache der Hirnforschung dafür benutzen«, plädiert die Britin in der von ihr verfassten Enzyklopädie der Gefühle. Worte haben eine kulturelle Signatur besonders dann, wenn wir Gefühle ausdrücken wollen. Wie stark sie sind, hängt von den jeweiligen Situationen ab, in denen wir uns befinden. »Befinden« bezeichnet bereits die Doppeldeutigkeit: die innerliche Befindlichkeit und den äußeren Ort, wo man sich befindet. Wenn man die Seelensprache gegen eine universelle Hirnsprache verteidigen wollte, wäre es wichtig, den Blick zu erweitern und die Wahrnehmung des ganzen Menschen im Auge zu behalten. Selbstverständlich korrespondieren Emotionen mit Ereignissen im Gehirn, aber ein Hirnereignis ist ein Hirnereignis – und gibt nicht zu erkennen, was eine Emotion ist. Eine Adrenalinausschüttung mag gleich stark sein wie eine andere, aber wie sich die eine und die andere anfühlt, hängt jeweils ab von dem eigenen Zustand: zum Beispiel vom Zorn, von der Traurigkeit oder der Euphorie.

Das Y erinnert an Babylon und an ein Ereignis, das eine vorerst unverständliche Sprache in die Welt brachte. Der Geist in der Sprache sorgte bei den Menschen für Verwirrung. Unbekannte Wortklänge, die man nicht einordnen kann, können beängstigend sein, besonders dann, wenn sie eine geistige Kraft ausdrücken, die den Verstand übersteigt und die man intellektuell nicht erfassen kann. Solche Worte können jedoch hellhörig machen und Erstaunen auslösen: Ernst, innig, lustig oder inspirierend wirken sie in ihrer einmaligen Originalität. Wie zum Beispiel »Mokita«: eine Wahrheit, die jeder anerkennt, aber niemand ausspricht, so klingt es zumindest in Papua-Neuguinea.

Oder wenn man einer Yamana zuhört, einer Frau in Feuerland, die als Letzte ihre Sprache spricht: »Mamihlapinatapei« heißt so viel wie: der Blick zwischen zwei Menschen, die wollen, dass der Andere etwas in Gang setzt, was beide begehren, ohne jedoch den ersten Schritt zu wagen.

In jeder Sprache schwingt die Seele mit. Und wie reich sie ist, findet man auch in den 6000 Sprachen, die die UNESCO auf dieser Welt zählt. Bis 2100 könnte jedoch die Hälfte ausgestorben sein. Ein Sprachheld ist Daniel Kaufmann, der in Manhattan für den Erhalt der Sprachen kämpft und damit für die aussterbende Kultur, die sich in den Wortklängen manifestiert. Der Professor an der University von New York hat bis heute dreißig Sprachen gerettet oder ihr völliges Verschwinden verhindert. »Wir brauchen unsere Unterschiede, unsere Ethnie und unsere Kultur, um zu verstehen, wer wir sind«, sagt Kaufmann. »Sprachen sterben leise. Und mit jeder Sprache, die ausstirbt, verlieren wir einen Teil der Kultur. Denn eine Kultur braucht eine Sprache, um zu überleben.«

Die Farbpalette der Sprachen ist vielfältig. In jeder Farbnuance drückt sich eine feine Seelenschwingung aus, die besonders in den kleinen Sprechgemeinschaften origineller, komplexer und klangvoller ist. In einem Mythos der Aborigines, den Ureinwohnern Australiens, wird an die Songlines erinnert; das sind Lieder, die die Wege durch die Wildnis beschreiben. Erst durch das Singen hätten sich die Ureinwohner ihren Kontinent erobert. Die Abdrücke im Boden, die von Riesen hätten stammen können, wurden als ihre Fußstapfen besungen. Die Songlines zogen sich wie Adern durchs Land, als wäre ganz Australien eine Partitur.

Manchmal schlagen die seltenen Sprachen den Sprachforschern ein Schnippchen. Indianer, die am Amazonas lebten, sprachen jedes Mal eine andere Sprache, wenn Forscher sie Ende des 19. Jahrhunderts besuchten. Sie merkten erst nach einer Weile, dass die Indianer mit ihrer Sprache spielten, um die Langeweile zu verscheuchen. Sie erfanden Wörter, und wenn sie lachen mussten, tauschten sie sie aus. Wenn Daniel Kaufmann Wörterbücher der seltenen Sprachen anlegt, dann bittet er seine Informanten, sich in ihre Heimat zu versetzen, so als würde er die Seele wie ein Schmetterling einfangen wollen, um sie nicht verschwinden zu lassen. Meist fängt er in der Küche an und lässt sich alles erklären. Vielleicht erzählen ihm die Menschen Monate später im Garten eine Legende oder singen im Schlafzimmer ein Wiegenlied für ihre Kinder. Es geht nicht darum, Wortschatz und Grammatik einzufangen, sondern den Zauber der Geschichten, die verloren wären, wenn man sie nicht bewahrte. In solchen Geschichten verbirgt sich auch die heilende Kraft der Sprache.

Nimmt man die Sprache beim Wort, dann sind es drei Begriffe, die das Fundament des Y in der Seelensprache bilden: »Yes, we can – Yes, we do«: die Evolution und die Revolution für das Können und die Involution für das Wählen und Handeln.

Das Wort Revolution stammt aus den Sternen. Galileo Galilei verwendete es im 16. Jahrhundert zum ersten Mal für das zyklische Wiederkehren kreisender Himmelskörper. Interessant ist in diesem Zusammenhang, dass in den astrologischen Überlieferungen der Uranus als Planet der Umwälzung, der Revolution, gilt. Betrachtet man das Wort Evolution, dann bemerkt man, dass die Revolution lediglich das reklamiert, was die Evolution beinhaltet: Herausentwicklung und Weiterentwicklung in etwas Neues, in etwas Anderes. Diesem Bestreben wurde in der Vergangenheit leider kein gutes Zeugnis ausgestellt, denn die Revolutionäre der Vergangenheit sind häufig die Unterdrücker von morgen geworden – von Stalin und Lenin bis Mao, von Ho Tschi Minh bis Fidel Castro, das Gleiche gilt auch für fast alle Länder Afrikas.

Auf diese Gefahren der Revolution weist 1919 Gustav Landauer hin, der deutsch-jüdische Sozialist: »Die ungeheure Gefahr ist, dass Revolutionäre sich zu Philistern des tönenden Wortes und der Gewaltgebärde machen, dass sie nicht wissen und nicht wissen wollen: Die Umwandlung der Gesellschaft kann nur durch Liebe und Arbeit in Stille kommen ...«

Mit dieser Aussage wären die Revolutionäre gut beraten, und man käme dem näher, was Revolution tatsächlich als Modell für mehr Menschlichkeit und Freiheit will. Denn Revolution will das, was in der Evolution schief gelaufen ist, in Ordnung bringen. »Reculer pour mieux sauter«, sagt man im französischen Sprachgebrauch, eine Redewendung, die auch in der deutschen Sprache Fuß gefasst hat: ein Schritt zurück, um besser voranzukommen … Dies bedeutet, sich eine Übersicht zu verschaffen und aus der Vergangenheit zu lernen. Aus Erkenntnissen erwächst das Vertrauen ins Können.

Die Evolution des Bewusstseins, die durch die Revolution hindurchgegangen ist, führt zur Involution, wie Joachim-Ernst Berendt, Musiker und Autor, den inneren Weg zum Selbst bezeichnet. Dazu braucht man Werkzeuge. In diesem Sinne ist Involution ein Handwerk, das die Beobachtungsgabe schärft. Ein Schreiner, der ein Stück Holz zu einem Kunstwerk gestaltet, braucht ein gutes Augenmaß und einen geschulten Sinn für Ästhetik. Die Involution, die Hinwendung nach Innen, trifft auf die Seele. Für die Verfeinerung ihrer Beobachtungsgabe benötigt sie klare Begriffe, damit man die Inhalte be-greifen kann. Brillante Rhetorik reicht dazu nicht aus. Denn verliebt in die eigenen Worte, bleibt die Frage offen, ob man wirklich versteht, um was es inhaltlich geht. Darüber hinaus – ist es nicht äußerst uninteressant, wenn jemand rhetorisch fragt: »Warum leben wir, und wozu brauchen wir eine Seele?«, wenn der Fragende bereits davon überzeugt ist, dass es sich nicht lohnt, darüber nachzudenken, weil er keine plausible Antwort darauf geben könnte. Hilfreich ist dann das beredte Schweigen, um die Begrenzungen des Anderen ohne Wertung stehenzulassen und nicht zu den eigenen zu machen.

Wenn man ganzheitlich fühlt und denkt, justiert man immer wieder die eigenen Werte, die man als essentiell erachtet. Der Impuls zum Wählen und dementsprechend zum Handeln, wird nicht von äußeren Situationen bestimmt, sondern vom eigenen gesunden Menschenverstand. Für die positive Kraft, »Worte in

Taten« zu manifestieren, ist die Good-News-Bewegung ein großartiges Beispiel. Die Initiative von Journalisten und engagierten Menschen, die über nachhaltige gesellschaftliche Entwicklungen in der Welt berichten, hat eine enorme Wirkungskraft. Die Studenten, Journalisten und Changemakers begeistern sich besonders für Zukunftsvisionen – für die Bedeutung von lokalen Bewegungen, von alternativem Wirtschaften, neuen Technologien und Forschungsansätzen, von Welt- und Umweltpolitik, von philosophischen Themen und von Lösungen für globale Probleme. »Wir bekommen häufig Statistiken, die unsere Zukunft schwarzmalen und die uns auf dem neuesten Stand halten. Die Tagesnachrichten drängen eher in die Passivität als zur Inspiration.« Und das wollen sie ändern, mit einem qualitativen Journalismus für eine partizipative Gesellschaft, die Lösungen für die Herausforderungen der Menschheit kreiert. »Wir präsentieren die negativsten Artikel in einem neuen Licht, denn alles ist eine Frage der Perspektive.« Wenn Besitz und Geld nicht zu Göttern erhoben werden, bekommen Nächstenliebe und Gerechtigkeit einen hohen Stellenwert.

»Die Hoffnung aufzugeben, ist herzloser Luxus«, sagt der syrische Autor Rafik Schami. »Solange Menschen in meinem Land hungern, frieren und Angst haben und nicht einmal Flüchtlinge und Kinder Hilfe bekommen, haben wir kein Recht auf Hoffnungslosigkeit.« So kann das Ypsilon: Yes, we can und Yes, we do … als drittseltenster Buchstabe im Alphabet seine Häufigkeit von 0,04 durch kreative Ideen und kühne Taten erheblich steigern.

Zeit

»Alles sofort erledigen, was nie fertig wird.«

THOMAS MANN

Es sind zwei göttliche Brüder, die unsere Zeit bestimmen: Chronos, in der griechischen Mythologie der Gott der Zeit, der den Ablauf auch der Lebenszeit versinnbildlicht, und Kairos, die Gottheit, die den Augenblick begünstigt – den richtigen Zeitpunkt für eine Entscheidung. Kairos wird mit einer Waage dargestellt, die auf einer Rasierklinge balanciert – Symbol für einen unwiederbringlichen Augenblick: »Etwas steht auf Messers Schneide.« Es bedeutet also, »die Gelegenheiten beim Schopf packen«.

Der »göttliche Augenblick« wird in den Epigrammen aus Olympia (3. Jahrhundert v.Chr.) so beschrieben: »... Warum hast du Flügel am Fuß? Ich fliege wie der Wind ... Warum fällt dir eine Haarlocke ins Gesicht? Damit mich jeder ergreifen kann, der mir begegnet. Warum bist du am Hinterkopf kahl? Wenn ich mit fliegendem Fuß einmal vorbeigeglitten bin, wird mich auch keiner von hinten erwischen, so sehr er sich auch bemüht.«

Niemand kann das Kostbarste, das wir besitzen, horten oder im Voraus beziehen. »Enthetzt euch«, rät der Zeitforscher Karlheinz Geißler, der selbst seit dreißig Jahren keine

Uhr mehr trägt, mit der Erkenntnis: »Zeit ist kein Zahlungs-
mittel, sondern ein Lebensmittel.«

Das Herz der Zeit schlägt in Bonn. Im Deutschen Museum steht
die symbolisierte Zeit, mit Drähten, Magneten und Röhren, ungefähr so groß wie ein Automotor, die Uhr – Deutschlands erste
Cäsium-Atomuhr CS1. Mit der unglaublichen Präzision von weniger als einer Sekunde Abweichung in einer Million Jahre misst
diese Uhr die Zeit. Heute tun dies weltweit 260 Atomuhren. Aus
ihren Daten legt das Bureau International des Poids et Mesure in
Paris die Internationale Atomzeit als gültige Weltzeit fest. Bis
1967 galt als internationaler Zeitstandard die Greenwich Mean
Time (GMT), die auf astronomischer Beobachtung beruhte. Da
die Erdrotation gelegentlich »ruckelt«, war die Messung nicht
ganz genau.

Wenn uns Benjamin Franklin zuruft: »Zeit ist Geld«, dann
käme es wirklich darauf an, mit größter Präzision zu funktionieren – ein Rädchen greift ins andere, hoffentlich ohne Sand im
Getriebe. Mit einem Seufzer könnte man sich fragen: Verbringen wir nicht die meiste Zeit mit »Eitel Haschen nach dem
Wind …«, wie es in den Predigern Kapitel 1 geschrieben steht?
Und immer eilt sie uns voraus. Die Zeit läuft einem davon, auch
dann, wenn man mit ihr längst nicht mehr mithalten kann. Dabei unterliegen wir einer Täuschung: Zeit ist nicht das, was die
Uhr anzeigt. Der Uhrzeit liegt eine Zeit zugrunde, die völlig unabhängig von äußeren oder inneren Ereignissen verstreicht. Sie
weiß gar nichts über uns selbst, auch nicht über unsere Freude
oder über unsere Müdigkeit, und dennoch erlauben wir, dass die
Uhr über uns bestimmt. Wir sprechen von Zeitmustern: Der
Rhythmus der Naturzeit ist lebendige, gefühlvolle und ungenaue
Zeit; die Uhrzeit gibt den Takt an für eine präzise, standardisier-
te, tote Zeit, die vor 600 Jahren mit der ersten mechanischen

Uhr erschaffen wurde. Das Leben wird von beiden »Gezeiten« bestimmt, und wir entscheiden, ob wir uns vorwiegend vom Takt der Uhrzeit bestimmen lassen wollen oder vom Rhythmus, der sich nach den Zeitsignalen unserer Seele und unseres Körpers richtet. Der Takt macht uns reicher an Geld und Gütern, der Rhythmus reicher in der Seele.

Lässt man sich nicht mehr von der Zeit am Handgelenk fesseln, dann zählen die Stunden, die nicht gezählt werden: Man gewinnt beim Zeitwohlstand die Fähigkeit und die Lust, der Zeit dabei zuzusehen, wie sie vorübergeht. Und es könnte sich so anfühlen, wie es Kurt Tucholsky beschreibt: »Ein Mann in einer Droschke sitzend, fragt den Kutscher, wie viel Uhr es sei. Der Kutscher antwortet: Elf Uhr, Herr! – und der Herr, im Vollbewusstsein der irdischen Seligkeit, fragt lächelnd zurück: Gestern – oder heute?«

Zeit ist Glück, auch wenn man nie fertig wird!

Zivilcourage

Zivilcourage heißt wörtlich übersetzt Bürgermut; eine Tugend, die erstmals 1835 in Frankreich als solche formuliert und in Deutschland von Otto von Bismarck hochgehalten wurde: der Mut für Recht und Freiheit zu kämpfen. Für zivilcouragiertes Handeln, das heißt für ein solidarisches und helfendes Verhalten, sind vier Phasen umfassender Prozesse relevant: ein Ereignis überhaupt wahrzunehmen, wozu es Aufmerksamkeit und sozialer Sensibilität bedarf; die Fähigkeit der Empathie; das Bejahen persönlicher Verantwortlichkeit. Schließlich bedeutet es, eine Intervention auszuwählen und durchzuführen, um die Situation bewältigen zu können. Zur Zivilcourage gehört auch der »heilige Zorn« – ein natürliches Gefühl der Empörung, das sich vom wilden, unkontrollierten Zorn dadurch unterscheidet, dass man mit Herz und Verstand denkt, fühlt, wählt und handelt. Sich gegen Ungerechtigkeiten aufzubäumen, ist eine weisheitsvolle Stärke, die wider die Gleichgültigkeit Spuren in der Welt hinterlässt, nämlich die der Milde und Güte.

Der Ruf nach couragierter »Einmischung« beinhaltet, den Menschen eine Stimme zu geben, die sie nicht mehr erheben können, sei es, dass sie sich durch äußere Gewalt bedroht fühlen, oder ganz alltäglich, weil sie innerlich sprachlos und unfähig geworden sind, im Wirrwarr der verschiedenen Wahrheiten die richtigen und nötigen Fragen zu stellen. Wie entscheidend sind dann die mit Bedacht gewählten Worte, die durch das Leben selbst beglaubigt sind. Und der Mut, zum eigenen Leben zu stehen, wird zu einem Samen persönlicher Verantwortlichkeit. Dieser erfordert Beherztheit und liebevolle Klarheit, damit sich Menschen, deren Stimme zum Schweigen gebracht wurde, nicht alleine gelassen fühlen.

»Wir erzählen die Wahrheit. Daran kann nichts falsch sein.« Fatimah Ibrahim Mu'azzam ist Moderatorin im Studio von Radio Dandal Kura, dem Radiosender in Nigeria, der den Islamisten von Boko Haram den Nährboden entziehen soll. Faruk Dalhatu, der den Sender gründete, und seine Mitarbeiter sind felsenfest davon überzeugt, dass Worte die einzige Verteidigungsstrategie sind, die langfristige Wirkung hat. Da die Menschen in Nigeria oft nicht lesen können oder keinen Zugang zu Zeitungen haben, ist das Radio meist die einzige Nachrichtenquelle.

Die Geburt des Radiosenders war schwierig, denn in Maiduguri gab es Dutzende von Anschlägen an einem Tag. Noch 2014 kontrollierte Boko Haram ein Gebiet von der Größe Belgiens und tötete 6000 Menschen, mehr als jede andere terroristische Organisation weltweit. Erst nach den Erfolgen unter dem neuen Präsidenten Muhamadu Buhari gelang 2015 die Zurückdrängung der Terroristen aus den Städten. Das dreistündige tägliche Programm des Senders wird in der Sprache der Kanuri gesendet. Das ist etwas, das im ganzen Land einzigartig ist, denn die Armut der drei Millionen, die diesem muslimischen Stamm angehören, ist seit Jahrzehnten besonders groß. In seinen Programmen kommen gemäßigte Imame zu Wort, die einen friedlichen Islam predigen und damit gegen den von Boko Haram propagierten Jihad einstehen. Dazu werden Opfer in Talksendungen interviewt und Empfehlungen abgegeben, wie man Boko-Haram-Rekrutierern oder der Anstiftung zu Anschlägen widerstehen sollte. Die Korrespondenten berichten nicht nur über

Terrorismus, sondern auch über zerstörte Brücken oder Probleme bei der Lebensmittel-Notversorgung. Durch diese Lokalberichterstattung ist der Radiosender unentbehrlich geworden.

Unter der Leitung des ehemaligen BBC-Journalisten Francis Rolt produzieren nun sechzehn Künstler eine Radiosoap, in der das Schicksal einer von Boko Haram betroffenen Familie und einiger Kämpfer beschrieben wird. Über neunzig Prozent der Bevölkerung im Nordosten Nigerias – so ergab die Markforschung von Dandal Kura – kennen die Soap, in die auch eine Liebesgeschichte eingebaut ist. Hauptaufgabe aber bleiben die Nachrichten, mit denen der Sender Missstände aufdeckt wie zum Beispiel die Veruntreuung von Staatsgeldern in Millionenhöhe. Acht Jahre versuchte die Regierung mit einem kostspieligen Prozess, das unabhängige Radio, das im Norden Nigerias wie in allen strukturschwachen Gebieten Afrikas noch immer das wichtigste Medium ist, in den Bankrott zu treiben. Es wäre fast gelungen, denn die Kassen waren beim Freispruch leer. Doch dank der Zivilcourage der standhaften Journalisten berichtet der Sender weiterhin über die katastrophalen Lebensbedingungen in den zahlreichen Vertriebenenlagern von Nigeria. Die Angst vor Anschlägen aber gehört weiterhin zum Alltag. Faruk Dalhatu weiß, dass sein Sender ein potenzielles Ziel ist – 11 seiner 46 Mitarbeiter sind für die Sicherheit verantwortlich –, doch für ihn ist es eine Gewissheit: »Radio ist wie ein Flüstern gegen Gewalt. Du flüsterst heute. Du flüsterst morgen. Und irgendwann glauben die Leute, was sie hören.«

Die erst 21-jährige Journalistin, die von sich selber sagt, dass sie keine Angst hat, spricht die Abendnachrichten ein. Jede Minute Sendezeit, so hofft sie, bringt ihr Land dem Frieden ein Stück näher.

Finden Sie Ihre eigenen Seelenworte

Die Seelensprache entrümpelt die gewöhnliche Sprache. Sie lässt störende Verhaltensweisen und überholte Muster zurück wie ein altes Kleid, das etliche Jahre elegant und zeitgemäß war. Oder sie verabschiedet sich von religiösen Dogmen, die bei tieferer Reflexion als einengend und entleert empfunden werden. Dies gelingt durch die Kraft der Seele und ihrer Sehnsucht nach einer geistigen Heimat. Als treffliches Werkzeug dient dazu die individualisierte Sprache, die von einem eigenen Standpunkt und von einer unvoreingenommenen Offenheit dem Weltgeschehen gegenüber geprägt ist. Der Staub, der sich auf Begrifflichkeiten wie Gott, Engel, geistige Hierarchien, Buddha oder Christus gelegt haben mag, wird wie Spinnweben, die sich an der Decke festgesetzt haben, beim nächsten Seelen-Frühjahrsputz weggefegt werden. Der Zugang zur eigenen Spiritualität öffnet sich, und man entdeckt die guten Gemeinsamkeiten, die auch in der Welt sind, statt sich ausschließlich in einem Konfrontationskurs gegen die Katastrophenszenarien aufzureiben. Statt Wunden aufzureißen und mit Worten zu spielen, findet man die heilenden Worte der Seele. Diese sind mitfühlend sanft, gedanklich klar und zugleich von der Feuerkraft im Inneren des Menschen beseelt.

Die Seelensprache beflügelt den modernen Menschen. Sie trägt dazu bei, die seelischen und geistigen Ressourcen zielgerichtet und bewusst weiterzuentwickeln und sich der Kraft und der großen Verantwortung der eigenen Worte bewusst zu werden.

Literatur zum Buch

Alexijewitsch, Swetlana: *Zinkjungen*, Hanser Berlin 2016

Alexijewitsch, Swetlana: *Secondhand-Zeit*, Hanser Berlin 2013

Berendt, Joachim-Ernst: *Nada Brahma. Die Welt ist Klang*, Suhrkamp, Frankfurt 2014

Berendt, Joachim-Ernst: *Kraft aus der Stille*, MensSana, Knaur Taschenbuch, München 2010

Basil, Priya: *Die Logik des Herzens*, Schöffling Verlag, Frankfurt 2016

Batarillo, Dunja: *Die Brückenbauerin. Wie Ute Craemer die Monte Azul verwandelte*, Scoventa Verlag, Berlin 2014

Bopp-Kistler, Irene (Hg.): *Demenz. Fakten. Geschichten, Perspektiven*, Rüffer&Rub Sachbuchverlag, Zürich 2016

Boss, Pauline: *Da und doch so fern. Vom liebevollen Umgang mit Demenzkranken*, Rüffer&Rub Sachbuchverlag, Zürich 2015

Bucheli, Roman: „Himmelwärts stürmende Poesie", *NZZ, Feuilleton*, 20. September 2016

Emoto, Masaru: *Die Botschaft des Wassers*, Koha Verlag, Burgrain 2010

Gebser, Jean: *Ursprung und Gegenwart*, dtv, München 1992

Geiger, Arno: *Der alte König in seinem Exil*, dtv, München 2012

Hazrat, Inayat Khan: *Texte zum Nachdenken – vom Glück der Harmonie*, Herder Verlag, München 1979

Held, Wolfgang: *Sich selbst Freund sein*, a tempo, das Lebensmagazin, Stuttgart, November 2014

Hornemann, Börries: *Eine Favela umkrempeln*, a tempo, das Lebensmagazin, November 2014

Hürlimann, Thomas: „Wo früher das Kreuz hing, hängt heute das Rauchverbot« *Tages-Anzeiger,* Zürich 20.19. 2016

Hüther, Gerald: *Die Macht der inneren Bilder*, Vandenhoeck und Ruprecht, Göttingen 2014

Kaeser, Edouard: »Der Mittagsdämon und das Phantomklingeln. Warum eine Enzyklopädie der Gefühle nicht in der Sprache der Hirnforschung verfasst sein kann«, *NZZ*, Feuilleton, 7. 4. 2016

Kaufmann, Daniel: »Allianz für gefährdete Sprachen (ELA)«, New York, *ZEIT* 8.9. 2016

Kohlmeier, Michael, *Zwei Herren am Strand*, Hanser München 2014

Kugler, Walter (Hg.): *Einführung in die Anthroposophie,* Rudolf Steiner Verlag, Dornach 2006

Kunz, Ralph: *Demenz. Fakten, Geschichten, Perspektiven*, Rüffer&Rub Sachbuchverlag, Zürich 2016

Leu, Florian: *Goodbye Babylon*, Puntas Reportagen AG, Oktober/November 2012, Bern

Lusseyran, Jacques: *Das wiedergefundene Licht*, Klett-Cotta, Hamburg 1972

Müller, Birte: *Willis Welt. Der nicht mehr ganz normale Wahnsinn*, Kindle Edition, 2015

Neckel, Sighard, »Scheitern am Scheitern«, *NZZ,* Feuilleton, 30.5.2015

Ortheil, Hanns-Josef, *Die Erfindung des Lebens,* Luchterhand, München 2009

Oz, Amoz: »Ich liebe Jesus für seine Anarchie«, *NZZ,*
Feuilleton 18.3.2015

Putsch, Christian, »Flüstern gegen die Gewalt«, *NZZ,*
September 2016

Reutter, Angelika U.: *Plädoyer der Seele,* Edition Erdenklang,
Zürich 2013

Reutter, Angelika & Rüffer, Anne: *Frauen mit Idealen.*
Zehn Leben für den Frieden, Rüffer&Rub, Zürich 2001

Rohra, Helga: *Ja zum Leben trotz Demenz. Warum ich kämpfe!*
Medhochzwei, Heidelberg 2016

Rosa, Harmut: *Resonanz. Eine Soziologie der Weltbeziehung,*
Suhrkamp, Berlin 2016

Schnabel, Ulrich: »Große Koalition des Mitgefühls: Die Macht
der Gefühle«, *ZEIT*, 10.9.2015

Scrimger, Richard: *Meine Seele ein Meer,* Urachhaus,
Stuttgart 2012

Soesman, Albert: *Die zwölf Sinne. Tore der Seele,* Freies
Geistesleben, Stuttgart 2011

Sommer, Andreas-Urs: *Werte. Warum man sie braucht, obwohl*
es sie nicht gibt, J. B. Metzler 2016

Steiner, Rudolf: *Seelenkalender*, Rudolf Steiner Verlag,
Basel 2012

Steiner, Rudolf, *Wahrspruchworte*, Rudolf-Steiner-Nachlass-
verwaltung, 1961

Strada, Gino (Alternativer Nobelpreisträger 2015): *Lecture,*
Universität Zürich, Dezember 2015

Ulrich, Josef: *Selbstheilungskräfte. Quellen der Gesundheit und*
Lebensqualität, aethera Verlag Urachhaus, Stuttgart 2017

Van der Meulen, Jelle: *Der Ruf der Freundschaft, Info 3*,
Verlagsgesellschaft Brüll&Heisterkamp KG, Frankfurt 2016

Wüstenhagen, Claudia: »Große Worte, subtiler Einfluss,
das Geheimnis unserer Worte«, *ZEIT,* 11.9. 2014

MEINE TIEFE SEHNSUCHT KENNT DEN WEG

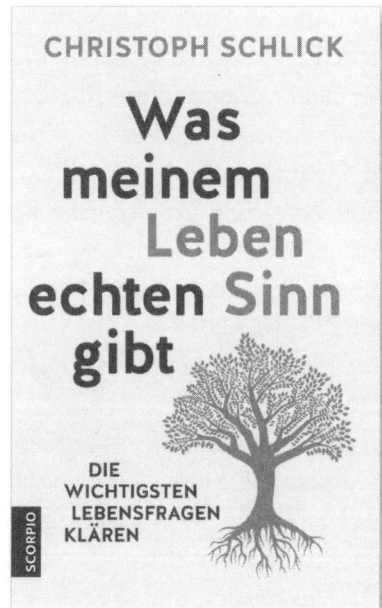

Klappenbroschur, 174 Seiten
ISBN 978-3-95803-088-6

Wir leben in einer Zeit, in der sich viele Menschen getrieben und innerlich leer fühlen. Dies ist der Tribut an eine hochmobile, digitale Welt, die uns viele Annehmlichkeiten bietet, uns aber auch existenziell herausfordert, sodass wir dabei oftmals die eigenen Werte und die innere Heimat verlieren. Dieser Orientierungslosigkeit und inneren Leere lässt sich entgegenwirken, indem wir den Sinn für unser eigenes Leben finden.

www.scorpio-verlag.de

SCORPIO